团 体 标 准

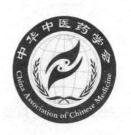

中医内科临床诊疗指南
（第二册）

2019-01-30 发布

2020-01-01 实施

中华中医药学会 发布

图书在版编目（CIP）数据

中医内科临床诊疗指南. 第二册／中华中医药学会
编. —北京：中国中医药出版社，2020.6
ISBN 978 - 7 -5132 -5815 -9

Ⅰ. ①中…　Ⅱ. ①中…　Ⅲ. ①中医内科 - 疾病 - 诊疗 - 指南
Ⅳ. ①R25 - 62

中国版本图书馆 CIP 数据核字（2019）第 235228 号

中华中医药学会
中医内科临床诊疗指南（第二册）

*

中 国 中 医 药 出 版 社 出 版
北京经济技术开发区科创十三街 31 号院二区 8 号楼
邮政编码 100176
网址 www. cptcm. com
传真 010 - 64405750
廊坊市晶艺印务有限公司印刷
各地新华书店经销

*

开本 880×1230　1/16　印张 15　字数 432 千字
2020 年 6 月第 1 版　2020 年 6 月第 1 次印刷

*

书号 ISBN 978 -7 -5132 -5815 -9　定价 80.00 元

*

社长热线　010 - 64405720
购书热线　010 - 89535836
维权打假　010 - 64405753

微信服务号　zgzyycbs
微商城网址　https：//kdt. im/LIdUGr
官方微博　http：//e. weibo. com/cptcm
天猫旗舰店网址　https：//zgzyycbs. tmall. com

如有印装质量问题请与本社出版部联系（010 - 64405510）
版权专有　侵权必究

序 言

为落实好 2014 年中医药部门公共卫生服务补助资金中医药标准制修订项目工作任务，受国家中医药管理局政策法规与监督司委托，中华中医药学会开展对中医临床诊疗指南制修订项目进行技术指导和质量考核评价、审查和发布等工作。此次中医临床诊疗指南制修订项目共计 240 项，根据学科分为内科、外科、妇科、儿科、眼科、骨伤科、肛肠科、皮肤科、糖尿病、肿瘤科、整脊科、耳鼻喉科 12 个专业领域，分别承担部分中医临床诊疗指南制修订任务。根据《2015 年中医临床诊疗指南制修订项目工作方案》（国中医药法监法标便函〔2015〕3 号）文件要求，中华中医药学会成立中医临床诊疗指南制修订专家总指导组和 12 个学科领域专家指导组，指导项目组按照双组长制开展中医临床诊疗指南制修订工作（其中有 8 个项目未按期开展）。在中医临床诊疗指南制修订专家总指导组的指导下，中华中医药学会组织专家起草印发了《中医临床诊疗指南制修订技术要求（试行）》《中医临床诊疗指南制修订评价方案（试行）》《中医临床诊疗指南（草案）格式说明及规范（试行）》等文件，召开中医临床诊疗指南制修订培训会及论证会 20 余次，组织专家 280 余人次召开 25 次中医临床诊疗指南制修订项目审查会，经 2 次中医临床诊疗指南制修订专家总指导组审议，完成中医临床诊疗指南制修订工作。其中，有 171 项作为中医临床诊疗指南发布，56 项以中医临床诊疗专家共识结题，5 项以中医临床诊疗专家建议结题。按照中医临床诊疗指南制修订审议结果，结合各项目组实际情况，对中医临床诊疗指南进行编辑出版，供行业内参考使用。

附：中医临床诊疗指南制修订专家总指导组和中医内科临床诊疗指南制修订专家指导组名单

中医临床诊疗指南制修订专家总指导组

中医内科临床诊疗指南制修订专家指导组

目　次

ICS 11.120
C 05

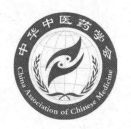

团　体　标　准

T/CACM 1160—2019

中医内科临床诊疗指南
功能性腹胀

Clinical guidelines for diagnosis and treatment of internal diseases in TCM
Functional bloating

2019-01-30 发布

2020-01-01 实施

中华中医药学会 发布

前　言

本指南按照 GB/T 1.1—2009 给出的规则起草。

本指南由中华中医药学会提出并归口。

本指南主要起草单位：天津中医药大学第一附属医院、中国中医科学院西苑医院、中国中医科学院望京医院、北京中医药大学东方医院、天津中医药大学第二附属医院、天津市中医药研究院附属医院、天津市中西医结合医院南开医院、山西省中医院、宁夏回族自治区中医医院、广州中医药大学第一附属医院。

本指南主要起草人：周正华、唐旭东、魏玮、李军祥、刘华一、李慧臻、唐艳萍、齐玉珍、苏娟萍、刘凤斌、孟捷、张厂、李培武、弓艳霞、贾树才、李方儒、李培润、武春丽、李晶、杨丽萍、刘洁、王冠群、祁向争、刘涛、张晓红、李振华、宋秀江、王萍、高颖、李明、王秀娟、胡立明、王志斌、韩海啸、熊文生。

引　言

　　本指南为国家中医药管理局立项的"2014 年中医药部门公共卫生服务补助资金中医药标准制修订项目"之一，项目负责部门为中华中医药学会，在中医临床指南制修订专家总指导组和中医消化科专家指导组的指导、监督下实施。制订过程与任何单位、个人无利益关系。

　　功能性腹胀以患者主观上的腹部胀满为主要临床表现，生化、影像及内镜检查等未发现器质性病变，且与社会、心理等因素密切相关。目前西医的促动力剂、消化酶制剂、微生态制剂等药物在治疗功能性腹胀时疗效欠佳，而中医药在治疗功能性胃肠病方面显现出较好的临床疗效，有独特的临床优势。

　　本指南依据中医整体观念和辨证论治思路，多方位、多手段探寻中医药治疗功能性腹胀的内治法和外治法，在治疗功能性腹胀的过程中，针对不同证型选用不同的方药及治法，以达到机体阴阳平衡，从而标本兼治，获得确切的临床疗效，为功能性腹胀患者寻求最佳治疗途径。本指南主要制订功能性腹胀的中医药诊断和治疗方案，规范中医临床诊疗过程，为中医临床治疗提供参考。同时本指南的制订旨在整体梳理功能性腹胀的诊断及治疗，明确功能性腹胀的病名诊断、证候诊断、鉴别诊断及治疗规范等。

　　本指南由中华中医药学会组织，在中医临床指南制修订专家总指导组和中医消化病专家指导组的文献评价小组确定筛选证据的标准，检索、筛选文献后，进行文献质量评价及证据分级，根据证据级别达成专家组共识，并提出推荐意见，初步制定出针对功能性腹胀的中医临床实践指南。

　　本指南根据中医对功能性腹胀的临床研究成果并结合专家经验制订。

中医内科临床诊疗指南 功能性腹胀

1 范围

本指南提出了功能性腹胀的诊断、辨证论治、外治法、预防与调护的建议。

本指南适用于 18 周岁以上功能性腹胀人群的诊断和防治。

本指南适于脾胃科、中医科医师及相关科室临床医师使用。

2 术语和定义

下列术语和定义适用于本指南。

2.1

功能性腹胀 Functional bloating

是患者主观感觉到在胃脘以下、耻骨毛际以上部位反复出现胀满不适、压迫感及气体堵胀感等症状和（或）肉眼可看到腹部膨隆，所涉及的脏腑主要有脾胃、大肠、小肠、肝、肾，亦与肺相关[1]。病因主要为外感六淫、素体脾虚、久病体弱、饮食不节、起居失宜、情志失畅及劳倦过度等[2-5]。其病机可分为本虚与标实两个方面，本虚主要为脾胃虚弱，标实主要为气滞、寒凝、痰（湿）阻、食积、血瘀等[6-7]。

3 临床诊断

3.1 西医诊断

3.1.1 诊断标准

功能性腹胀的西医诊断参照《功能性胃肠病Ⅳ诊断标准》[8]，功能性腹胀的诊断需符合病程至少在 6 个月以上，近 3 个月内平均每周至少有 1 天反复出现以腹部胀满为主要不适感觉和（或）肉眼可看到腹部膨隆，同时没有足够的证据诊断为肠易激综合征、功能性便秘、功能性腹泻或餐后不适综合征等其他功能性胃肠疾病。

3.2 中医诊断

3.2.1 病名诊断

功能性腹胀多属中医的"腹胀""腹满"等范畴，是指以胃脘以下、耻骨毛际以上存在胀满感、压迫感和气体堵胀感为主要临床表现和（或）肉眼可看到腹部膨隆的病证，常伴有食欲减退、嗳气、肠鸣、大便溏薄或秘结等一系列症状[9-11]。

3.2.2 证候诊断

3.2.2.1 饮食停滞证

主症：腹胀满，不思饮食，嗳腐吞酸；恶心欲吐；舌苔厚腻，脉弦滑。

次症：嗳气；大便黏滞、臭秽。

3.2.2.2 肝胃不和证

主症：腹胀满，胸闷，善太息；每于情志不畅时加重；舌苔薄白或黄，脉弦。

次症：胀满牵及两胁或少腹；时有呃逆，嗳气，吞酸，纳呆。

3.2.2.3 湿热壅滞证

主症：腹部胀满灼热；口中黏腻；舌红，苔黄腻，脉滑数。

次症：恶心、呕吐酸苦水；排便黏滞不爽、臭秽。

3.2.2.4 气滞血瘀证

主症：腹胀日久；情志不畅时加重，得矢气减；舌暗有瘀点或瘀斑，脉沉细或涩。

次症：面色、爪甲色暗淡；腹胀夜晚加重。

3.2.2.5 脾虚气滞证

主症：腹胀满；纳呆，嗳气；舌淡胖有齿痕，苔薄白，脉弱或细弦。

次症：气短懒言、倦怠无力；大便溏薄。

3.2.2.6 脾胃虚寒证

主症：腹胀满，喜温喜按，遇冷加重；四末不温，大便溏薄；舌淡胖或有齿痕，苔白滑，脉沉迟。

次症：倦怠神疲；纳呆。

3.2.2.7 寒热错杂证

主症：腹胀满；嘈杂反酸，口干，口苦；肢冷便溏；舌红，苔薄黄。

次症：口渴心烦；肠鸣下利。

注：本次腹胀的病名诊断及证候诊断以文献及专家共识为依据[12-16]。具备主症2项和次症1项或2项即可诊断证候，症状不明显者，参考舌象、脉象。

3.3 鉴别诊断

3.3.1 痞满

痞满是指以自觉心下痞塞，胸膈胀满，触之无形，按之柔软，压之不痛为主要症状的病证，心下即胃脘部。

3.3.2 腹痛

腹痛是指胃脘以下、耻骨毛际以上部位发生疼痛为主症的病证。

3.3.3 积聚

积聚是腹内结块，或痛或胀的病证。积属有形，结块固定不移，痛有定处，病在血分，是为脏病；聚属无形，包块聚散无常，痛无定处，病在气分，是为腑病。

3.3.4 鼓胀

鼓胀是指腹部胀大如鼓一类病证，临床以腹大胀满，绷急如鼓，皮色苍黄，脉络显露为特征，故名鼓胀。

4 临床治疗与推荐建议

4.1 分型论治

4.1.1 饮食停滞证

病机：食积内停，气机不畅。

治法：消食导滞，理气和胃。

推荐方药1：枳实导滞丸（《内外伤辨惑论》）加减（证据级别：Ⅲ；推荐级别：D）。

常用药：大黄、枳实、神曲、茯苓、黄芩、黄连、白术、泽泻等。

推荐方药2：保和丸（《丹溪心法》）加减（证据级别：Ⅳ；推荐级别：E）。

常用药：山楂、神曲、半夏、茯苓、陈皮、连翘、莱菔子等。

临证加减：腹胀较甚者加槟榔、厚朴等以理气消胀；便秘不畅者，可加瓜蒌仁、杏仁、桃仁等润肠通便；呕吐、嗳气明显者，可加旋覆花、代赭石、生姜等通降胃气。

推荐中成药：枳实导滞丸，口服，浓缩丸每次6~9g，1日2~3次（证据级别：Ⅲ；推荐级别：D）。保和丸，口服，大蜜丸每次1~2丸，1日2次（证据级别：Ⅳ；推荐级别：E）。

4.1.2 肝胃不和证

病机：肝失疏泄，胃失和降。

治法：疏肝和胃，理气消胀。

推荐方药：柴胡疏肝散（《景岳全书》）加减（证据级别：Ⅲ；推荐级别：D）。

常用药：柴胡、陈皮、川芎、香附、枳壳、芍药、炙甘草等。

临证加减：气郁化火，口苦、咽干者，加左金丸以清肝泻火；腑气不通，大便秘结者，加大黄、枳实等以清热通腑；脾虚者加党参、茯苓以益气健脾。

推荐中成药：越鞠丸，口服，1次6~9g，1日2次（证据级别：Ⅳ；推荐级别：E）。气滞胃痛颗粒，口服，1次5g，1日3次（证据级别：Ⅳ；推荐级别：E）。沉香舒郁片，口服，1次4片，1日2次（证据级别：Ⅳ；推荐级别：E）。

4.1.3 湿热壅滞证

病机：湿热内蕴，腑气不通。

治法：清热化湿，行气除胀。

推荐方药：温胆汤（《三因极一病证方论》）加减（证据级别：Ⅳ；推荐级别：E）。

常用药：半夏、竹茹、枳实、陈皮、炙甘草、茯苓等。

临证加减：恶心、呕吐者，加生姜、枇杷叶以通降胃气；大便干结者，加大黄、芒硝以泻热通便；口苦、口黏、舌苔厚腻者加佩兰、泽兰以芳香化湿。

推荐中成药：香连片，口服，1次5片，1日3次（证据级别：Ⅳ；推荐级别：E）。枫蓼肠胃康胶囊，口服，1次2粒，1日3次（证据级别：Ⅳ；推荐级别：E）。

4.1.4 气滞血瘀证

病机：瘀血内阻，气机不畅。

治法：活血化瘀，行气消胀。

推荐方药：血府逐瘀汤（《医林改错》）加减（证据级别：Ⅳ；推荐级别：E）。

常用药：桃仁、红花、当归、生地黄、川芎、赤芍、牛膝、桔梗、柴胡、枳壳、甘草等。

临证加减：瘀重而胀甚者，加丹参、莪术等增强活血化瘀之功，气滞重而胀甚者，加厚朴、莱菔子等以增强行气之力。瘀血入络者，可加九香虫、全蝎等以活血通络。

推荐中成药：柴胡舒肝丸合血府逐瘀胶囊。柴胡舒肝丸，口服，大蜜丸，每丸重10g，1次1丸，1日2次。血府逐瘀胶囊，口服，每粒装0.4g，每次6粒，1日2次（证据级别：Ⅳ；推荐级别：E）。

4.1.5 脾虚气滞证

病机：脾虚失运，气机阻滞。

治法：益气健脾，行气除胀。

推荐方药：香砂六君子汤（《古今名医方论》）加减（证据级别：Ⅳ；推荐级别：E）。

常用药：党参、茯苓、白术、甘草、陈皮、半夏、砂仁、木香、生姜等。

临证加减：脾虚较甚、大便溏薄者加山药、炒薏苡仁健脾止泻；气滞明显者加厚朴、莱菔子；兼有胸膈痞满者加枳壳、紫苏叶宽胸理气。

推荐中成药：香砂枳术丸，口服，每次10g，1日2次（证据级别：Ⅳ；推荐级别：E）。香砂平胃丸，口服，每次6g，1日2次（证据级别：Ⅳ；推荐级别：E）。

4.1.6 脾胃虚寒证

病机：中阳不足，纳运失常。

治法：温中健脾，理气除胀。

推荐方药：理中丸合五磨饮子（理中丸《伤寒论》，五磨饮子《医方考》）加减（证据级别：Ⅳ；推荐级别：E）。

常用药：党参、干姜、炙甘草、白术、乌药、人参、木香、沉香、槟榔、枳实等。

临证加减：兼有泄泻者加茯苓、山药益气健脾止泻；泛吐痰涎者加生姜、半夏燥湿化痰。

推荐中成药：附子理中丸，口服，水蜜丸，每次6g，大蜜丸1粒，1日2~3次（证据级别：证据级别：Ⅳ；推荐级别：E）。

4.1.7 寒热错杂证

病机：寒热错杂，升降失常。

治法：平调寒热，行气消胀。

推荐方药1：半夏泻心汤（《伤寒论》）加减（证据级别：Ⅳ；推荐级别：E）。

常用药：半夏、黄芩、干姜、人参、黄连、大枣、炙甘草等。

推荐方药2：乌梅丸（《伤寒论》）加减（证据级别：Ⅳ；推荐级别：E）。

常用药：乌梅、细辛、干姜、黄连、当归、附子、蜀椒、桂枝、人参、黄柏等。

临证加减：若见口干、口苦、心烦者酌减桂枝、干姜用量；下焦虚冷者加淫羊藿、巴戟天温肾散寒；腹胀较甚者加厚朴、大腹皮行气除满。

推荐中成药：乌梅丸，口服，每次6g，1日1~3次（证据级别：Ⅳ；推荐级别：E）。

4.2 其他疗法

4.2.1 针刺、耳穴疗法

4.2.1.1 针刺疗法

主穴：下脘、气海、神阙、天枢、太冲。

配穴：内关、足三里、上巨虚、下巨虚。

偏上腹胀者，主穴配内关、足三里；偏下腹胀者，主穴配上巨虚、下巨虚等[17-18]。实证者用泻法，虚证者用补法，虚实夹杂者用平补平泻法（证据级别：Ⅱ；推荐级别：C）。

以28号1.5寸毫针，常规0.25%的碘伏消毒后刺入。下针得气后，先深后浅，轻插重提，提插幅度大，捻转角度大，用力重，频率快，操作时间长，为泻法；下针得气后，先浅后深，重插轻提，提插幅度小，捻转角度小，用力轻，频率慢，操作时间短，为补法，留针30分钟，隔15分钟再行针1次，每日1次，10日为1个疗程[19]（证据级别：Ⅱ；推荐级别：C）。

4.2.1.2 耳穴疗法

主穴：腹穴、大肠穴、小肠穴、交感穴。

配穴：肝穴、脾穴、胰胆穴、三焦穴。

把王不留行籽贴附在胶布中央，用镊子夹住，贴敷在耳穴上（证据级别：Ⅳ；推荐级别：E）。

4.2.2 推拿疗法

患者取仰卧位，医师立其旁，以一指禅推法在患者上腹部轻推，重点推下脘穴，用掌摩法在上腹部施术，点按中脘、天枢、梁门、内关、公孙、足三里等穴。嘱患者取俯卧位，医师沿患者脊柱及两旁做按法，然后点肝俞、脾俞、胃俞或上背部出现的压痛反应点后，用小鱼际擦法，擦热以上诸穴，最后沿脊柱及其两侧做掌推法。嘱患者取坐位，医师立其身后，用掌擦法同时擦患者两胁肋部，以透热为度。一指禅推百会益气健脾升提，捏脊以固胃肠[19]（证据级别：V；推荐级别：E）。

4.2.3 穴位贴敷疗法

对于辨证属虚寒的腹胀患者，可用穴位贴敷治疗，穴位贴中所含药物主要由附子、肉桂、吴茱萸、丁香、干姜等温阳健脾的中药组成，共研成细末与生姜汁调成膏饼状，将药物均匀涂抹在透气敷贴内。贴敷的主要穴位为神阙、关元、气海、天枢、足三里等（证据级别：Ⅱ；推荐级别：C）。

注意事项：保暖并保护患者隐私。贴敷期间饮食要清淡，禁食生冷、海鲜及辛辣刺激食物。若患者穴位敷贴处出现红肿、灼热、刺痛感等过敏现象时，应立即停用。高血压、心脏病、局部皮肤有疖疮的患者、妊娠期、哺乳期女性禁用。

4.2.4 埋线疗法

主穴：中脘、天枢、足三里、上巨虚、下巨虚等。将羊肠线用止血钳置入一次性埋线针中，针刺穴位处待患者感到酸胀感时，用针芯推入羊肠线后出针，出针后覆盖创口贴[20]（证据级别：Ⅲ；推荐级别：D）。

注意事项：埋针期间，针处不可着水，避免感染。对严重心脏病、高血压、癫痫患者，妊娠期、哺乳期女性禁用。

4.2.5 湿敷疗法

将中药饮片（丁香、肉桂、干姜、吴茱萸等）装入自制布包中，文火煮沸，取出药包挤干，待温度适宜时，将药包放于腹部进行湿敷治疗30分钟（证据级别：Ⅳ；推荐级别：E）。

4.3 预防与调护

对于功能性腹胀的患者，要注意平时的起居和饮食习惯，做到进食有规律，有节制，不暴饮暴食，进食易消化、清淡的食物；同时注意调整自己的情志，保持最佳的心理状态；选择适合自己的运动方式，适当锻炼，增强体质（证据级别：Ⅳ；推荐级别：E）。

附录 A

（资料性附录）

指南质量方法学策略

A.1　临床证据的检索策略

以"功能性腹胀""腹胀""腹满""中医药""诊断""治疗"等作为关键词，检索中国期刊全文数据库（CNKI）、万方全文数据库、中文科技期刊数据库（维普），中国优秀硕博士论文数据库等，检索年限为 1995 年 1 月 1 日~2015 年 7 月 31 日，检索年限近 20 年，搜索到文献总共 127 篇。

A.2　质量评价和证据强度

A.2.1　文献质量评价

对所检索到的每篇临床文献均按以下方法做出文献评价。

a）随机临床试验的评价：结合 Cochrane 偏倚风险评价工具评价，选出采用改良 Jadad 量表评分大于等于 3 分的文献作为指南的证据。

b）非随机临床试验的评价：可采用 MINORS 条目评分。评价指标共 12 条，每一条分为 0~2 分。前 8 条针对无对照组的研究，最高分为 16 分；后 4 条与前 8 条一起针对有对照组的研究，最高分共 24 分。0 分表示未报道；1 分表示报道了但信息不充分；2 分表示报道了且提供了充分的信息。选择总分大于等于 13 分的文献作为治疗性建议证据。

很多文献标题是随机对照，但实际内容是非随机对照，此类应归入非随机试验。在文献评价过程中，如果发现文献存在明显的质量问题，直接排除。

c）Meta 分析评价：可采用 AMSTAR 量表进行文献质量评价。

每个条目评价结果可以分为"是""否""不清楚"或"未提及"三种，并给予计分，如"是"为 1 分，"否""不清楚"或"未提及"为 0 分，共 11 分，AMSTAR 量表得分 0~4 分为低质量，5~8 分为中等质量，9~11 分为高质量。选择 4 分以上文献为证据。所需评价的文献中无 Meta 分析的文献。

A.2.2　证据评价分级

中医临床诊疗指南制修订的文献分级方法参考 ZYYXH/T 473—2015 中华人民共和国中医药行业标准·中医临床诊疗指南编制通则，证据分级及推荐强度参考《循证性中医临床诊疗指南研究的现状与策略》中提出的"中医文献依据分级标准"实施。

分级如下：

Ⅰ 大样本，随机研究，结果清晰，假阳性或假阴性的错误可能性很低。

Ⅱ 小样本，随机研究，结果不确定，假阳性或假阴性的错误可能性较高。

Ⅲ 非随机，同期对照研究和基于古代文献的专家共识。

Ⅳ 非随机，历史对照和当代专家共识。

Ⅴ 病例报道，非对照研究和专家意见。

该标准的"研究课题分级"中，大样本、小样本的定义为：

大样本：≥100 例的高质量的单篇随机对照试验报道或系统综述报告。

小样本：<100 例的高质量的单篇随机对照试验报道或系统综述报告。

Ⅲ级中"基于古代文献的专家共识"是指古代文献记载，历代沿用至今、当代专家意见达成共识者。Ⅳ级中"当代专家共识"是指当代专家调查意见达成共识者。Ⅴ级中的"专家意见"仅指个别专家意见。

A.3 推荐等级

推荐级别分为 A、B、C、D、E 五级。强度以 A 级最高，并依次递减。A 至少有 2 项Ⅰ级研究结果支持，B 仅有 1 项Ⅰ级研究结果支持，C 仅有Ⅱ级研究结果支持，D 至少有 1 项Ⅲ级研究结果支持，E 仅有Ⅳ级或Ⅴ级研究结果支持。

A.4 指南工具的评价

AGREE 评测结果：包括临床领域和方法学方面的专家共计 4 位评估员，运用 AGREE 进行指南评价，4 位专家对指南的总体评价平均分为 6 分，并愿意推荐使用该指南。

附录 B

(资料性附录)

改良的 Jadad 评分量表

项目（item）	评分（score）	依据（reasons）
随机序列的产生（random squence production）		
恰当（adequate）	2	计算机产生的随机数字或类似方法
不清楚（unclear）	1	随机试验但未描述随机分配的方法
不恰当（inadequate）	0	采用交替分配的方法如单双号
分配隐藏（allocation concealment）		
恰当（adequate）	2	中心或药房控制分配方案，或用序列编号一致的容器、现场计算机控制、密封不透光的信封或其他使临床医生和受试者无法预知分配序列的方法
不清楚（unclear）	1	只表明使用随机数字表或其他随机分配方案
不恰当（inadequate）	0	交替分配、病例号、星期日数、开放式随机号码表、系列编码信封及任何不能防止分组的可预测性的措施
盲法（blind method）		
恰当（adequate）	2	采用了完全一致的安慰剂片或类似方法
不清楚（unclear）	1	试验陈述为盲法，但未描述方法
不恰当（inadequate）	0	未采用双盲或盲的方法不恰当，如片剂和注射剂比较
撤出或退出（withdrawal）		
描述了（description）	1	描述了撤出或退出的数目和理由
未描述（undescribed）	0	未描述撤出或退出的数目或理由

注：改良后 Jadad 量表（1~3 分视为低质量，4~7 分视为高质量）

附录 C

（资料性附录）

MINORS 评价条目（适用于非随机对照试验）

序号	条目	提 示
1	明确地给出了研究目的	所定义的问题应该是精确的且与可获得文献有关
2	纳入患者的连贯性	所有具有潜在可能性的患者（满足纳入标准）都在研究期间被纳入了（无排除或给出了排除的理由）
3	预期数据的收集	收集了根据研究开始前制订的研究方案中设定的数据
4	终点指标能恰当地反映研究目的	明确解释用来评价与所定义的问题一致的结局指标的标准。同时，应在意向性治疗分析的基础上对终点指标进行评估
5	终点指标评价的客观性	对客观终点指标的评价采用评价者单盲法，对主观终点指标的评价采用评价者双盲法。否则，应给出未行盲法评价的理由
6	随访时间是否充足	随访时间应足够长，以使得能对终点指标及可能的不良事件进行评估
7	失访率低于 5%	应对所有的患者进行随访。否则，失访的比例不能超过反映主要终点指标的患者比例
8	是否估算了样本量	根据预期结局事件的发生率，计算了可检测出不同研究结局的样本量及其 95% 可信区间；且提供的信息能够从显著统计学差异及估算把握度水平对预期结果与实际结果进行比较
9 ~ 12 条适用于评价有对照组的研究的附加标准		
9	对照组的选择是否恰当	对于诊断性试验，应为诊断的" 金标准"；对于治疗干预性试验，应是能从已发表研究中获取的最佳干预措施
10	对照组是否同步	对照组与试验组应该是同期进行的（非历史对照）
11	组间基线是否可比	不同于研究终点，对照组与试验组起点的基线标准应该具有相似性。没有可能导致使结果解释产生偏倚的混杂因素
12	统计分析是否恰当	用于计算可信区间或相对危险度（RR）的统计资料是否与研究类型相匹配

注：评价指标共 12 条，每一条分为 0 ~ 2 分。前 8 条针对无对照组的研究，最高分为 16 分；后 4 条与前 8 条一起针对有对照组的研究，最高分共 24 分。0 分表示未报道；1 分表示报道了但信息不充分；2 分表示报道了且提供了充分的信息

附录 D

（资料性附录）

文献分级与推荐强度表

中文文献依据分级	推荐级别
Ⅰ 大样本，随机研究，结果清晰，假阳性或假阴性的错误可能性很低	A 至少有 2 项Ⅰ级研究结果支持
Ⅱ 小样本，随机研究，结果不确定，假阳性或假阴性的错误可能性较高	B 仅有 1 项Ⅰ级研究结果支持
Ⅲ 非随机，同期对照研究和基于古代文献的专家共识	C 仅有Ⅱ级研究结果支持
Ⅳ 非随机，历史对照和当代专家共识	D 至少有 1 项Ⅲ级研究结果支持
Ⅴ 病例报道，非对照研究和专家意见	E 仅有Ⅳ级或Ⅴ级研究结果支持

参 考 文 献

[1] 张玉红，李国臣．腹胀辨治心得撷要［J］．中医药临床杂志，2012（8）：713－715．

[2] 占新辉，王微，符思，等．符思教授运用辛香通络法治疗功能性腹胀临床经验［J］．河北中医，2015（1）：5－7．

[3] 张天麒．通过聚类分析法研究符思教授治疗功能性腹胀的用药配伍规律［D］．北京：北京中医药大学，2014．

[4] 张声生，杨静．中医药治疗功能性胃肠病大有可为［J］．世界华人消化杂志，2007，15（33）：3457－3461．

[5] 翟兴红，赵荣莱．功能性胃肠病的中医诊治思路与策略［J］．实用中医内科杂志，2012（15）：26－27．

[6] 李新一．岳沛芬治疗功能性腹胀的经验研究——附42例病例报告［J］．北京中医，2006，25（8）：465－466．（证据分级：Ⅱ；Jadad量表评分：3分）

[7] 郑国军，吴延昊，张学文．枳实消痞丸治疗功能性腹胀52例［J］．中国中医药现代远程教育，2012（16）：15－16．（证据分级：Ⅱ；Jadad量表评分：3分）

[8] 罗马委员会．功能性胃肠病罗马Ⅳ诊断标准［J］．胃肠病学．2016，150（6）：1403．

[9] 贾志新，冯五金．冯五金老中医温阳通调法治疗功能性腹胀经验体会［J］．世界中西医结合杂志，2015（7）：919－921．

[10] 罗金燕．功能性肠病与罗马Ⅲ［J］．胃肠病学，2006（12）：739－740．

[11] 姚毓洲，翁钦杰，林友光，等．黛力新联合吗丁啉治疗功能性腹胀的疗效和安全性［J］．中国临床研究，2013，26（6）：546－547．（证据分级：Ⅱ；Jadad量表评分：3分）

[12] 马文强．姜树民教授治疗功能性胃肠病经验［D］．沈阳：辽宁中医学院，2005．

[13] 褚海滨．逍遥散胀汤配合心理疗法治疗功能性腹胀20例［J］．浙江中西医结合杂志，2013（1）：51－52．（证据分级：Ⅱ；Jadad量表评分：3分）

[14] 张雪梅，刘彩莉．刘喜新教授治疗功能性胃肠病经验介绍［J］．新中医，2008（9）：18－19．

[15] 占新辉，符思，王微，等．功能性腹胀中医证型研究概况［J］．环球中医药，2015（1）：116－119．

[16] 林楚华．结构方程模型结合项目反应理论实现功能性胃肠病中医辨证量表研究［D］．广州：广州中医药大学，2011．

[17] 朱橚．普济方［M］．北京：人民卫生出版社，1959：324．

[18] 旷秋和．针灸推拿治疗功能性腹胀30例疗效观察［J］．中医临床研究，2016，8（13）：41－42．（证据分级：Ⅱ；Jadad量表评分：3分）

[19] 黄建良．欧阳颀．图解按摩疗法［M］．北京：人民军医出版社，2013：132．

[20] 夏厚纲．穴位埋线治疗功能性消化不良浅识［J］．实用中医内科杂志，2011，25（4）：114－115．（证据分级：Ⅱ；MINORS评分13分）

ICS 11.120
C 05

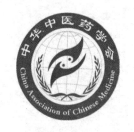

团 体 标 准

T/CACM 1169—2019

中医内科临床诊疗指南
喘 证
（慢性阻塞性肺疾病并右心衰竭）

Clinical guidelines for diagnosis and treatment of internal diseases in TCM

Gasp syndrome

（Chronic obstructive pulmonary disease and right heart failure）

2019-01-30 发布   2020-01-01 实施

中华中医药学会 发布

前　言

本指南按照 GB/T 1.1—2009 给出的规则起草。

本指南由中华中医药学会提出并归口。

本指南主要起草单位：内蒙古自治区中医医院、北京中医药大学东方医院、中国中医科学院西苑医院、上海中医药大学附属龙华医院、湖南中医药大学第一附属医院、长春中医药大学附属医院、江苏省中医医院、北京市中医医院、贵阳中医学院第二附属医院、宁夏石嘴山市中医医院。

本标准主要起草人：黄燕、王琦、苗青、方邦江、范伏元、王檀、史锁芳、周继朴、周泂、杨冬玲、苏和、杨广源、赵丽萍、南钟浩、尹红斌、吉俊嵘、佐西洋、舒亮、杨爽、卢艳、张明铎、李琦、马志娟、苏娅、陈磊。

引　言

本指南为国家中医药管理局立项的"2014 年中医药部门公共卫生服务补助资金中医药标准制修订项目"之一，项目负责部门为中华中医药学会，在中医临床指南制修订专家总指导组和中医呼吸科专家指导组的指导、监督下实施。修订过程与任何单位、个人无利益关系。

本指南主要针对喘证（慢性阻塞性肺疾病合并右心衰竭）提供以中医药为主要内容的诊断、辨证和治疗建议，供中医科、呼吸科、急诊科和社区等临床医生参考使用。主要目的是推荐有循证医学证据的中医诊断与治疗方法，指导临床医生、护理人员规范使用中医药进行实践活动，同时加强对喘证（慢性阻塞性肺疾病并右心衰竭）疾病的健康管理。

慢性阻塞性肺疾病目前居全球死亡原因的第 4 位，预计 2020 年将成为全球致死原因第 3 位和经济负担第 5 位，其发病情况已在全球引起重视。慢性阻塞性肺疾病晚期常出现肺动脉高压、右心室肥厚扩大合并右心衰竭；右心衰竭是慢阻肺的主要并发症，也是最终死亡的主要原因之一。由于该类患者人数多，死亡率高，社会经济负担重，已成为一个重要的公共卫生问题。

目前，中医对于慢性阻塞性肺疾病并右心衰竭尚未形成明确的诊疗指南，治疗慢性阻塞性肺疾病并右心衰竭，多以慢性阻塞性肺疾病的中医证型及中医诊断为指导。本次指南制订旨在对中医喘证（慢性阻塞性肺疾病并右心衰竭）的诊断及治疗做一次整理，明确本病的诊断及治疗规范。

本指南由中华中医药学会组织，在中医临床制修订专家总指导组和中医内科专家指导组的指导、监督下实施，采取计算机和人工相结合的方式、通过循证医学方法获得相关证据，筛选出符合纳入标准的文献共 350 余篇。所有证据使用结构性摘要表，并按照本指南选用的分级体系进行评价。由全国各地从事呼吸和相关专业的中医和中西医结合专家，经过两轮问卷调查、专家咨询、专家论证等规范程序而制订，最终形成指南意见。但受现有研究设计、统计学方法等因素影响，本指南今后尚需结合新的研究证据不断修正和完善。

本指南是根据中医对喘证（慢性阻塞性肺疾病并右心衰竭）的中医药临床研究成果并结合专家经验制订，提供以中医药为主要内容的诊断及治疗建议。

中医内科临床诊疗指南 喘证（慢性阻塞性肺疾病并右心衰竭）

1 范围

本指南主要针对喘证（慢性阻塞性肺疾病并右心衰竭）提供以中医药为主要内容的诊断、辨证和治疗建议。

本指南所建议的治疗药物和方法适用于18岁以上的成年人。儿童、妊娠及产褥期妇女、有严重器官功能不全的患者在应用本指南治疗时需要进一步审慎评估。

本指南适用于中医科、呼吸科、急诊科和社区等临床医生参考使用。

本指南主要推荐的中药、中成药或其他中医传统疗法并不能完全替代现代医学治疗方法。

2 术语和定义

下列术语和定义适用于本指南。

2.1

喘证 Gasp syndrome

是以呼吸困难、动则加重，甚至张口抬肩、鼻翼扇动、不能平卧为主要表现的一种肺系病证。严重者可发生喘脱。系由内伤、外感等多种原因导致肺失宣降，肺气上逆，或肺肾出纳失常所致[1]。

2.2

慢性阻塞性肺疾病并右心衰竭 Chronic obstructive pulmonary diseaseand right heart failure

慢性阻塞性肺疾病是一种以持续气流受限为特征的疾病，其气流受限多呈进行性发展，与气道和肺组织对烟草烟雾等有害气体或有害颗粒的慢性炎性反应增强有关。本病主要累及肺脏，但也可引起全身（或称肺外）的不良效应[2-3]。

右心衰竭是指由肺组织、肺血管或胸廓的慢性病变引起肺组织结构和（或）功能异常，肺血管阻力增加，肺动脉压力增高，右心室扩张或（和）肥厚，伴有右心室收缩和（或）舒张功能障碍，不足以提供机体所需要的心输出量时所出现的临床综合征[4]。

3 临床诊断

3.1 病史及危险因素

发病人群多为中年以上患者，常有吸烟史。多有慢性支气管炎、慢性阻塞性肺疾病、支气管哮喘、间质性肺疾病、肺尘埃沉着病、慢性咳嗽、肺结核、支气管扩张及其他慢性呼吸系统疾病病史。发病与季节交替、气温变化有关，以秋冬寒冷季节多发。劳累、情绪激动、精神紧张、饱餐、感染性疾病等都可能是慢性阻塞性肺疾病并右心衰竭的诱因。

3.2 中医诊断

3.2.1 中医病名诊断

喘证是指呼吸困难、动则加重，甚至张口抬肩、鼻翼扇动、不能平卧，伴见颜面部和（或）下肢水肿为主要表现，由内伤、外感等多种原因导致肺失宣降，肺气上逆，或肺肾出纳失常所致。

3.2.2 证候诊断[1,5-7]

3.2.2.1 急性发作期

3.2.2.1.1 外寒内饮证

喘息气急，咳嗽，痰多、色白质稀薄或泡沫，或喉中痰鸣，胸闷甚至气逆不能平卧，或颜面、下肢水肿，恶寒无汗，或发热，或肢体酸痛、鼻塞、流清涕。舌淡苔白、滑，脉或浮或弦。

3.2.2.1.2 痰浊壅肺证

喘息气短、不能平卧，心胸憋闷，咳嗽，痰多、痰黏、色灰白，咯唾痰涎，或胃脘痞满，或胸胁膨满，或颜面、下肢水肿，纳呆食少。舌质淡，舌苔白、腻，脉弦滑。

3.2.2.1.3 痰热阻肺证

喘促气急，胸膈满闷，张口抬肩，不能平卧，咳嗽，痰黄、白、黏，咯痰不爽或痰中带血，或发热，或大便秘结、口干欲饮，或伴颜面、下肢水肿。舌质红，舌苔黄、腻或厚，脉滑数。

3.2.2.1.4 水饮凌心证

喘促气急、痰涎上涌、不能平卧，心悸，或烦躁不安，尿少肢肿，形寒肢冷，或颜面灰白，口唇青紫。舌体胖、边有齿痕，舌苔白，脉沉滑数。

3.2.2.2 稳定期

3.2.2.2.1 气阴两虚证

喘促短气、气怯声低、咳声低弱、咳痰稀薄，自汗畏风，或呛咳少痰，烦热口干，咽喉不利，或下肢水肿，舌淡红或舌红苔剥脱，脉细数。

3.2.2.2.2 肺脾肾虚证

喘息气短、动则加重，气怯声低，神疲乏力，畏寒，咳声低弱、咳痰稀薄或呛咳少痰，纳呆，便溏或秘，小便频数、夜尿多，或颜面、下肢水肿，或咳而遗溺，舌淡、舌体胖大或有齿痕，舌苔白，脉沉细或缓。

3.2.2.3 兼证

3.2.2.3.1 瘀证

颜面、口唇、爪甲紫暗，或胸痛，或口渴不欲饮。舌质紫暗或有瘀斑，脉细、涩或结代。

3.2.2.3.2 蒙闭神窍证

神志异常，表情淡漠，意识不清或昏睡不已，呼之有时能醒；或谵妄烦躁，昏不识人，或肢体瘛疭甚则抽搐不宁。

注1：中医诊断标准参考《喘病诊疗指南》[1]来制订。

3.3 西医诊断

3.3.1 临床表现

呼吸困难：最重要的症状，患者常描述为气短、气喘和呼吸费力等。早期仅在劳力时出现，之后逐渐加重，以致日常活动甚至休息时也感到气短。晚期由于右心功能障碍，右心排血量减少，导致氧合减少，血氧饱和度下降，运动耐量降低，并可导致左心排血量减少。

喘息和胸闷：胸部紧闷感及喘息常于劳力后发生，与呼吸费力和肋间肌收缩有关。

心悸：右心衰竭患者，由于交感神经系统过度兴奋、缺氧、心肌重构等，导致自主心脏节律紊乱，表现为心率加快和各种心律失常。

水肿：先有皮下组织水分积聚，体重增加，到一定程度后才出现凹陷性水肿，常为对称性。水肿最早出现在身体最低垂部位如双下肢及面部眼睑，病情严重者可发展到全身。

慢性咳嗽：早晚或整日均有咳嗽，但夜间咳嗽并不显著，少数病例咳嗽不伴有咳痰，也有少数病例虽有明显气流受限但无咳嗽症状。

咳痰：咳嗽后通常咳少量黏液性痰，部分患者在清晨较多，合并感染时痰量增多，常有脓性痰。

消化道症状：因胃肠道和肝脏瘀血可引起上腹饱胀、食欲不振、恶心、呕吐及便秘等症状。长期肝瘀血可以引起黄疸、心源性肝硬化的相应表现。

其他症状：体重下降、食欲减退、外周肌肉萎缩和功能障碍、精神抑郁和（或）焦虑等，长时间的剧烈咳嗽可导致咳嗽性晕厥，合并感染时可有发热、咯血痰等。

3.3.2 体征

视诊及触诊：胸廓形态异常，如前后径增大、剑突下胸骨下角（腹上角）增宽；呼吸变浅、频率增快、辅助呼吸肌（如斜角肌和胸锁乳突肌）参加呼吸运动，重症患者可见胸腹矛盾运动，患者不时用缩唇呼吸以增加呼出气量，呼吸困难加重时常采取前倾坐位；低氧血症患者可出现黏膜和皮肤发绀；颈静脉充盈、怒张、搏动，甚或肝颈静脉反流征阳性；心前区抬举性搏动；腹部膨凸，肝脏大，有压痛；水肿：先有皮下组织水分积聚，体重增加，到一定程度后才出现凹陷性水肿，常为对称性。晚期患者可有明显的营养不良、消瘦甚至恶病质。

叩诊：肺叩诊可呈过清音，过度充气可使心浊音界缩小；肺肝界降低，肝浊音界下移，或肝区叩击痛；或有腹部移动性浊音。

听诊：双肺呼吸音可减低，呼气延长，平静呼吸时可闻及干啰音，双肺底或其他肺野可闻及湿啰音；心音遥远，剑突部心音较清晰响亮，心率增快，胸骨左缘第3、4肋间舒张早期奔马律，肺动脉瓣区第二心音亢进、右心室区闻及第三心音、三尖瓣区收缩期反流性杂音，吸气时增强。

3.3.3 心功能分级

NYHA 心功能分级

I	体力活动不受限制。日常体力活动不引起 HF 的症状
II	体力活动轻度受限。静息时舒适，但日常体力活动引起 HF 的症状
III	体力活动显著受限。静息时舒适，但低于日常活动可引起 HF 的症状
IV	进行任何体力活动都出现 HF 症状，或静息时有 HF 症状

3.3.4 辅助检查

血清标志物：B型利钠肽（BNP）和N末端B型利钠肽前体（NT-proBNP）水平升高与右心扩大和功能不全密切相关，并可用于肺动脉高压的危险分层。肌钙蛋白（CTNT）：右心衰竭时患者室壁张力增高，氧耗增加，冠状动脉供血减少，导致右心缺血或者发生微梗死，继而引起肌钙蛋白水平升高。

彩色超声心动图：超声心动图可了解心脏的结构、功能，是否存在先天性心血管异常，估测肺动脉收缩压，是筛查右心衰竭病因和监测病情的重要手段。

心电图：心电图对右心衰竭诊断虽无特异性，但可提示右心房扩大、右心室肥厚，明确心律失常。

X射线胸片及胸部CT：a）X射线胸片：可反映肺容积增大，心影增大，主要以右心房、右心室为主。并发肺动脉高压和肺源性心脏病时，除右心增大的X射线特征外，还可有肺动脉圆锥膨隆，肺门血管影扩大及右下肺动脉增宽，胸腔积液等。b）胸部CT检查：CT检查一般不作为常规检查。但是在鉴别诊断时，CT检查有重要意义。

脉搏氧饱和度（SpO$_2$）监测：如果 SPO$_2$ <92%，应该进行血气分析检查。

血气分析：呼吸衰竭的血气分析诊断标准为海平面呼吸空气时 PaO$_2$ < 60mmHg（1mmHg = 0.133kPa），伴或不伴有 PaCO$_2$ >50mmHg。仅有 PaO$_2$ <60mmHg（1mmHg = 0.133kPa），为 I 型呼吸衰竭；PaO$_2$ <60mmHg（1mmHg = 0.133kPa），伴有 PaCO$_2$ >50mmHg，为 II 型呼吸衰竭。

肺功能检查：对慢性阻塞性肺疾病的诊断、严重程度评价、疾病进展、预后及治疗反应等均有重要意义。气流受限是以FEV1和FEV1/FVC降低来确定的。FEV1/FVC是可检出轻度气流受限。FEV1占预计值%是评价中、重度气流受限的良好指标。

六分钟步行距离试验（6MWT）、心肺运动试验（CPET）：是量化评价肺动脉高压、慢性心力衰竭患者运动能力、生活质量最重要的检查方法之一，反映患者心功能状态、预测肺动脉高压患者的预后。评价人体运动状态下的心肺功能。

心脏磁共振成像（MRI）及右心导管检查：心脏MRI是评价右心功能的最重要方法，右心导管检查是确诊肺动脉高压的金标准，可较为准确地了解右心的功能和前后负荷状态。

其他实验室检查：患者合并感染时，血常规白细胞增高，中性粒细胞增多；低氧血症（PaO$_2$ < 55mmHg）时血红蛋白和红细胞、血细胞比容可以增高；CRP、PCT可增高，动态监测PCT可为抗生

素使用提供参考；痰涂片中可见大量中性白细胞、痰培养可检出各种病原菌。

注2：西医诊断标准参考《慢性阻塞性肺疾病诊治指南（2013年修订版）》及《右心衰竭诊断和治疗中国专家共识》来制订[2-4]。

3.4 鉴别诊断

3.4.1 中医鉴别诊断[1,8]

哮病

哮与喘都表现为呼吸困难。哮病指声响言，喉中有哮鸣音，是一种反复发作的疾病；喘病指气息言，呼吸气促困难，是多种急慢性疾病的一个症状。一般说来，哮必兼喘，喘未必兼哮。

肺痿

肺痿系肺气受损，津液耗伤，肺叶痿弱不用。以咳嗽、气短、咳吐浊唾涎沫为特征，晚期可表现为喘促、呼吸困难。喘病日久也可致肺叶痿弱不用而成肺痿。

水肿

水肿系因风邪袭表、疮毒内犯、外感水湿、饮食不节及禀赋不足、久病劳倦，形成本病的机理为肺失通调、脾失转输、肾失开阖、三焦气化不利，表现为以体内水液潴留、泛滥肌肤，以头面、眼睑、四肢、腹背，甚至全身浮肿为特征的一类病症。

3.4.2 西医鉴别诊断[4,9-10]

根据临床表现，询问病史，依靠慢性阻塞性肺疾病并右心衰竭的体征和其他相应检查可明确诊断本病。临床上经常同时出现左、右心系统的衰竭，其症状有时难以区分。右心衰竭的鉴别诊断主要是体循环瘀血征象的鉴别诊断。颈静脉怒张需除外由于腔静脉系统疾病（如上腔静脉综合征等）所致。肝脏肿大需与原发肝脏疾病或其他原因引起的肝脏肿大相鉴别。外周水肿的鉴别比较复杂，需要鉴别各种可能导致水肿的原因，如肝脏疾病，肾脏疾病，低蛋白血症，甲状腺功能减低，腔静脉或下肢静脉疾病，药物作用（如钙拮抗剂）等。浆膜腔积液（腹水、胸腔积液等）虽可能由右心衰竭所致，但需要鉴别可能引起这些征象的其他原因。在上述鉴别诊断中，存在引起右心衰竭的疾病和右心衰竭的直接客观证据是诊断的关键。

本病还应与动脉型肺动脉高压（特发性肺动脉高压、遗传性肺动脉高压、先天性心脏病、结缔组织病等）、左心疾病相关性肺动脉高压、肺疾病和/或缺氧导致的肺动脉高压（慢性肺栓塞等）、慢性血栓栓塞性肺动脉高压及机制不明和/或多因素所致肺动脉高压所导致的右心衰竭相鉴别。与右心室压力超负荷和/或容量超负荷（风湿性心脏病、冠心病）所导致的右心衰竭相鉴别。此外还有与右心室心肌自身病变相鉴别。

4 临床治疗与推荐建议

4.1 治疗原则

本病的病机为正衰邪盛，本虚标实，即以水饮、痰浊、血瘀之内盛为其标，肺、心、脾、肾之脏气功能之衰败为其本。治疗以解表散寒、健脾化痰、清热化痰、温阳利水、益气养阴、补肺益肾、活血化瘀、豁痰开窍为主要法则，治疗手段包括中药汤剂、中成药、针灸、穴位贴敷、拔罐及康复治疗等。本病患者病情危重，变化迅速，应密切观察病情变化，及时处理，危重时需结合现代医学方法急救。

4.2 分型论治

4.2.1 急性发作期

4.2.1.1 外寒内饮证

病机：外寒内饮，阻塞气道，肺气不宣。

治法：解表散寒，温肺化饮。

推荐方药：小青龙汤（《伤寒论》）加减（推荐强度：B；证据级别：Ⅱb）。

药物组成：（炙）麻黄、桂枝、干姜、白芍、细辛、法半夏、炙甘草[11]。

4.2.1.2 痰浊壅肺证

病机：脾虚痰浊，壅塞气道，肺失宣降。

治法：健脾化痰，降气平喘。

推荐方药：二陈汤（《太平惠民和剂局方》）合三子养亲汤（《韩氏医通》）加减（推荐强度：B；证据级别：Ⅱb）。

药物组成：法半夏、陈皮、茯苓、甘草（炙）、厚朴、薤白、枳壳、白芥子、莱菔子、紫苏子、豆蔻、生姜[12]。

4.2.1.3 痰热阻肺证

病机：痰热互结，壅阻肺络，肺气不利。

治法：清热化痰，宽胸散结。

推荐方药：小陷胸汤（《伤寒论》）合清气化痰丸（《医方考》）加减。

药物组成：黄连、全瓜蒌、（清）半夏、浙贝母、栀子、桑白皮、黄芩、杏仁、鱼腥草、麦冬、陈皮[13]（推荐强度：B；证据级别：Ⅱb）。

推荐中成药：清肺消炎丸[14]（推荐强度：A；证据级别：Ⅰb），口服，每次8g，1日3次。痰热清注射液[15-16]（推荐强度：A；证据级别：Ⅰa），静脉滴注20~40mL，1日2次。

4.2.1.4 水饮凌心证

病机：脾肾阳虚，饮停心肺，肺失宣降。

治法：温阳利水，泻肺平喘。

推荐方药：真武汤（《伤寒论》）合葶苈大枣泻肺汤（《金匮要略》）加减（推荐强度：B；证据级别：Ⅲa）。

药物组成：附子、茯苓、白术、白芍、葶苈子（包煎）、炙麻黄、生姜、大枣[17-18]。

推荐中成药：参附注射液（推荐强度：A；证据级别：Ⅰb），静脉滴注20~100mL，1日1次。适用于水饮凌心偏阳气虚脱者[19-22]。

4.2.2 稳定期

4.2.2.1 气阴两虚证

病机：肺肾两虚，气阴不足，摄纳无权。

治法：益气养阴。

推荐方药：生脉散（《医学启源》）合补肺汤（《备急千金要方》）加减（推荐强度：B；证据级别：Ⅲb）。

药物组成：党参、麦冬、五味子、白术、熟地黄、黄芪、紫菀、桑白皮[23]。

推荐中成药：参麦注射液[24-25]（推荐强度：A；证据级别：Ⅰa），静脉滴注20~100mL，1日1次。适用于治疗气阴两虚证。

4.2.2.2 肺脾肾虚证

病机：肺脾气虚，肾阳不足，摄纳失常。

治法：补肺健脾，益肾纳气。

推荐方药：金匮肾气丸（《金匮要略》）合参蛤散（《普济方》）加减（推荐强度：B；证据级别：Ⅲb）。

药物组成：附子、肉桂、熟地黄、山药、山萸肉、泽泻、茯苓、牡丹皮、人参、蛤蚧、黄芪、五味子、枸杞子、淫羊藿、浙贝母、紫苏子、陈皮、炙甘草[26]。

推荐中成药：金水宝胶囊（推荐强度：A；证据级别：Ⅰa），口服，1次3粒，1日3次。适用于肺脾肾虚偏肺肾两虚、精气不足者[27-29]。百令胶囊（推荐强度：A；证据级别：Ⅰa），口服，1次

2~16粒，1日3次。适用于肺脾肾虚偏肺肾两虚、精气不足者[29-30]。固肾定喘丸（推荐强度：B；证据级别：Ⅱb），口服，1次1.5~2g，1日2~3次。适用于肺脾肾虚证[31]。玉屏风颗粒（推荐强度：B；证据级别：Ⅱb），开水冲服，1次5g，1日3次。适用于肺脾肾虚偏表虚不固者[32-33]。

4.2.3 兼证

4.2.3.1 瘀证

病机：痰浊内阻，痰瘀互结，阻塞肺络。

治法：降气化痰，活血化瘀。

推荐方药：桃红四物汤（《丹溪心法》）加减（推荐强度：C；证据级别：Ⅳ）。

药物组成：厚朴、薤白、枳壳、桃仁、红花、川芎、赤芍、莪术、当归、熟地黄[5-6]。

推荐中成药：补肺活血胶囊（推荐强度：B；证据级别：Ⅱa），口服，1次4粒，1日3次。适用于血瘀偏气虚者[34-35]。丹参川芎嗪注射液（推荐强度：A；证据级别：Ⅰb），静脉滴注5~10mL，1日1次。适用于血瘀证[36-37]。血必净注射液（推荐强度：A；证据级别：Ⅰb），静脉注射50~100mL，1日2~4次。适用于病情较重兼有瘀毒互结证[38-39]。

4.2.3.2 蒙闭神窍证

病机：痰涎壅盛，闭心蒙脑，引动肝风。

治法：健脾化浊，豁痰开窍。

推荐方药：涤痰汤（《证治准绳》）加减（推荐强度：B；证据级别：Ⅲb）。

药物组成：（清）半夏、胆南星、天竺黄、茯苓、陈皮、枳实、橘红、竹茹、人参、石菖蒲[40]。

推荐中成药：安宫牛黄丸[41-42]（推荐强度：B；证据级别：Ⅲa），口服。1次1丸，1日1次，或遵医嘱。适用于痰蒙神窍，偏热病惊厥、神昏者。清开灵注射液[43-44]（推荐强度：A；证据级别：Ⅰa），静脉滴注，1日20~40mL，适用于痰蒙神窍证，偏热病神昏者。醒脑静注射液[45]（推荐强度：A；证据级别：Ⅰb），静脉滴注，1次10~20mL，或遵医嘱。适用于痰蒙神窍并气血逆乱、血瘀者。

4.3 其他中医治疗

4.3.1 针刺治疗

主穴：肺俞、定喘、膻中。

分型取穴如下：疏风解表，取风池、列缺、尺泽等穴；清热解表取风池、大椎、曲池、合谷、尺泽等穴；平喘取定喘、大椎、天突、肺俞等穴；化痰取足三里、丰隆、鱼际、阴陵泉、三阴交等穴；胸闷取内关、膻中等穴；痰热郁肺证，加尺泽、天突、曲池、丰隆，补虚，加气海、关元、阴谷、足三里、膏肓、太溪等穴。急性感染取穴为：天突、大椎；水肿严重取穴为：水分、气海、三阴交；心悸用穴为：太渊、大陵、支正[46-47]（推荐强度：C，证据级别：Ⅴ）。

4.3.2 艾灸治疗

可用于稳定期患者，取穴双侧肺俞、定喘、足三里。痰湿证型可加丰隆（推荐强度：C；证据级别：Ⅴ）。

4.3.3 穴位贴敷

可用于稳定期患者，药物由白芥子、细辛、生（干）姜、麻黄、吴茱萸等组成，穴位可选取天突、膻中、中府（双）、肺俞（双）、心俞（双）、膈俞（双）、膏肓俞（双）[40-52]（推荐强度：A；证据级别：Ⅰa）。

4.3.4 拔罐治疗

稳定期患者，以背俞穴拔罐治疗，取双侧肺俞、脾俞、肾俞[53]（推荐强度：B；证据级别：Ⅱa）。8

注3：定位依据《针灸经穴定位国家标准》。

4.4 合理氧疗（夜间氧疗、长期家庭氧疗）

严格掌握吸氧浓度和流量。予持续低流量吸氧 1~2L/min，给氧浓度应控制在 25%~30%。若合并呼吸功能衰竭，每日吸氧至少 15 小时，使动脉血氧分压至少达到 60mmHg，吸氧时应注意吸入气体的加温和湿化[54]。当出现二氧化碳潴留时应用无创机械通气[2]。

4.5 康复治疗

呼吸肌锻炼（缩唇呼吸、腹式呼吸）、上肢锻炼、下肢锻炼（运动训练：步行）、肺康复锻炼（扩胸、弯腰、下蹲、伸腿）、太极拳、气功导引等[55-56]（推荐强度：A；证据级别：Ⅰa）。

4.6 预防与调摄

注意气候变化，做好防寒保暖，避免受凉，尤其在气候反常之时更要注意调摄。

戒除烟酒等不良习惯，饮食应富含蛋白质，清淡易消化，忌食辛辣肥甘之品。

咳嗽痰多，饮食不宜肥甘厚味，以免蕴湿生痰。鼓励患者排痰，慎服镇咳药。咯痰不出、咳而无力者，可翻身拍背以机械辅助痰排出，必要时吸痰，但操作时要避免刺激或损伤咽部。

水肿患者应慎盐，肿势重者应予无盐饮食，轻者予低盐饮食。若因营养障碍而致水肿者，不必过于忌盐。

保持大便通畅，对患者症状缓解和预后都具有重要意义。必要时配合中药治疗：当归 30g，郁李仁、桃仁、杏仁各 20g，便秘严重时也可以加大黄[57]。

药物预防：膏方可用于本病稳定期治疗[58]。

附录 A

（资料性附录）

指南质量方法学策略

A.1 临床证据的检索策略

本指南编写小组制订了文献检索策略，检索方式采取电子检索与手工检索相结合。

本指南编写小组与中国中医科学院中国医史文献研究所合作，检索古籍中喘证的病因、病机、治疗、预防及康复的文献。手工检索《中医内科学》《实用中医内科学》《针灸学》等现代专著、教科书及全部纳入文献的引文。

中文文献以"慢性阻塞性肺疾病（COPD）、右心衰竭、慢性肺源性心脏病、中医、中西医、证候、辨证论治、辨证施治、中药、草药、中成药、方剂、滴丸、胶囊、片剂、注射液、针灸、穴位、艾灸、理疗、推拿、按摩"为检索词，在中国生物医学文献数据库（SinoMed）、中国期刊全文数据库（CNKI）、中文科技期刊数据库（维普）、万方全文数据库、中国优秀博硕士学位论文全文数据库等检索相关文献。英文文献以"Chronic Obstructive Pulmonary Disease，Right-sided heart failure，Traditional Chinese Medicine，Traditional Chinese Drugs，Traditional Chinese medicine and Western medicine，Diagnosis，Chinese Herbal，Syndrome，Syndrome differentiation，Chinese Patent Medicine，Decoction，Drop-pill/Dropping pill，Capsule，Injection，Acupuncture，Acupuncture Point/Acupoint，Massage，Moxibustion，physical therapy"为检索词在 PubMed、Embase、Cochrane Library、Clinical Trial 等检索相关文献。检索时限为建库至 2015 年 12 月 1 日。检索类型为已有的指南或共识、系统评价或 Meta 分析、随机对照临床试验（RCT），其他类型的临床研究如病例对照研究、队列研究、专家经验、个案报道。

根据以上检索策略，项目工作组在文献检索阶段初检获得相关文献 472 篇，按照纳入与排除标准逐层筛选后，最终纳入 56 篇文献。

A.2 文献筛选和评价

对于检索到的每篇临床文献均按以下方法分别做出文献评价。

a）随机临床试验的评价：结合 Cochrane 偏倚风险工具评价，选出采用改良 Jadad 量表评分大于等于 3 分的文献作为指南的证据（Jadad 量表见 B.2）。文献总体质量较差，Jadad 评分大于等于 3 分的有 20 篇。

b）非随机临床试验的评价：采用 MINORS 条目评分。评价指标共 12 条，每一条得分为 0~2 分。前 8 条针对无对照组的研究，最高分为 16 分；后 4 条与前 8 条一起针对有对照组的研究，最高分共 24 条。0 分表示未报道；1 分表示报道了但信息不充分；2 分表示报道了且提供了充分的信息。选择总分大于等于 11 分的文献作为治疗性建议证据，共 19 篇。

c）Meta 分析的评价：可采用 AMSTAR 量表进行文献质量评价。每个条目结果可以分为"是""否""不清楚"或"未提及"三种，并给与计分，如"是"为 1 分，"否""不清楚"或"未提及"为 0 分，共 11 分，AMSTAR 量表得分 0~4 分为低质量，5~8 分为中等质量，9~11 分为高质量。选择 5 分以上文献为证据。中高等质量的有 18 篇。

A.3 证据级别与推荐强度

证据分级标准参考刘建平教授提出的传统医学证据体的构成及证据分级的建议，本指南结合临床实际做适当修订。

Ⅰa：由随机对照试验、队列研究、病例对照研究、病例系列这四种研究中至少两种不同类型的研究构成的证据体，且不同研究的效应一致；实施较好的 Meta 分析或系统评价。

Ⅰb：明确的单个随机对照试验。

Ⅱa：非随机对照研究或队列研究（有对照的前瞻性研究）。

Ⅱb：病例对照研究。

Ⅲa：历史性对照的系列病例。

Ⅲb：自身前后对照的病例系列。

Ⅳ：长期在临床上广泛应用的病例报告和史料记载的疗法：专家共识意见。

Ⅴ：未经系统研究验证的专家观点和临床经验，以及没有长期在临床上广泛应用的病例报告和史料上记载的疗法。

每篇纳入文献的质量评价至少由两人进行，如果意见不一，则提请指南编写小组相关部分的负责人给予帮助解决或提交给第三方评议。如果有足够的证据表明某个诊疗措施有效或无效，本指南会做出"推荐"，给出"推荐强度""证据级别"。

推荐强度标准参考美国国家临床指南交换所建议的分级划分标准，并做适当修改。

A 级：需要至少一个随机对照临床试验作为高质量和连贯性地提出具体建议的文献整体的一部分（证据来自Ⅰa 和Ⅰb）。

B 级：需要与主题相关的完成较好的临床研究，但没有随机对照临床试验（证据来自Ⅱa、Ⅱb 和Ⅲ级）。

C 级：需要来自专家委员会的报告或意见和/或临床经验，但缺乏直接的高质量的临床研究（证据来自Ⅳ和Ⅴ级）。

A.4 评议和咨询过程

在完成文献检索、文献评价、文献研究总结后，按照德尔菲法，筛选专家并起草问卷，进行了两轮专家问卷调查，分别对案卷进行了统计分析总结，形成了指南初稿。

指南初稿形成后，通过咨询国内相关中医专家的意见（召开咨询会和问卷调查方式）最终形成指南终稿。咨询专家主要包括呼吸系统及相关专业的中医临床专家、中西医结合专家、方法学专家、统计学专家和标准化专家等。

工作组将指南终稿向行业内专家学者征求意见，对专家反馈意见进行了集中整理、讨论确定是否采纳并提出理由，修改完善形成了指南评价稿。

指南评价稿交由评估小组（内科专家指导组中项目工作以外的 4 人，包括临床领域和方法学方面的专家）运用 AGREE II 对本指南进行评价，4 位专家对指南总体评价平均分为 6.25 分，并愿意推荐使用该指南；同时选取不同地区 10 个医疗机构作为评价单位（以三级医院为主，包括不同类别、不同等级医疗机构），开展一致性评价。

A.5 修改和更新

通过对从事临床实践工作的医务人员进行本指南的宣传和指导临床应用，将应用情况反馈回工作组，工作组成员参考反馈意见进行下一步修订。

本指南计划定期更新，有本指南工作组对新出现的证据进行收集、整理、分析，和专家讨论会相结合的方式实现更新。

一般而言，在下列情况下，指南执行小组将对指南进行修订或更新：产生新的干预方法；产生证明现有干预方法为最佳、有利或有弊的证据；产生新的重要或有意义的结论；产生新的医疗资源。

附录 B

(资料性附录)

摘要表及各评价表

B.1 Abstract form 摘要表

A. Literature Information (Vancouver style)　　A. 文献信息（温哥华格式）

Title 题目	
Title 英文题目（English）	
Authors 作者	
Journal, vol., No. 杂志期号	

B. Structured Abstract　　B. 结构性摘要

Objective 目的	
Design 设计	
Setting 机构	指病例来源，非作者单位
Subjects 病例（patients）	
Interventions 干预措施	应写出两组（治疗组和对照组）的干预措施
Main outcome measures/ Statistical methods 主要结果指标/统计方法	
Results 结果	
Conclusions 结论	
Safety Information-Adverse events(AE) 安全信息——不良反应	
IRB Approved 伦理审查委员会批准与否	Yes（　） 　　 No（　）

C. Abstract comment (finally, signature needed)　　C. 摘要建议（最后需要签名）

Comments 摘要建议	

* This form is used for developing guidelines. Handwriting is also acceptable.

此表用来制定指南。用手填写亦可。

B.2 证据评价

Cochrane 协作网偏倚风险评估工具[59]

偏倚类型	偏倚风险评估等级		
	低风险偏倚	高风险偏倚	不清楚
选择偏倚① 随机序列的产生	研究者在随机序列产生过程中有随机成分的描述，例如：利用随机数字表；利用电脑随机数生成器；抛硬币；密封的卡片或信封；抛色子；抽签；最小化*	研究者在随机序列产生过程中有非随机成分的描述，例如随机数的产生通过：奇偶数或出生日期；入院日期（或周几）；医院或诊所的记录号。或者直接用非随机分类法对受试者分类，如依据如下因素分组：医生的判断；病人的表现；实验室或一系列的检测；干预的可及性	无充足的信息判定为以上两种等级
选择偏倚② 分配隐藏	因为使用了以下或等同的方法，受试者和研究者无法预测分配结果：中央随机（包括基于电话，网络，药房控制的随机）；有相同外观的随机序列药箱；有随机序列的不透明，密封信封	受试者和研究者有可能预测分配结果，如基于以下的分配：开放的随机分配清单；分配信封无合适的保障（如没有密封，透明，不是随机序列）；交替或循环；出生日期；病历号；任何其他明确的非隐藏程序	无充足的信息判定为以上两种等级
实施偏倚 （研究者和受试者施盲）	无盲法或不完全盲法，但综述作者判定结局不太可能受盲法缺失的影响；对受试者、主要的研究人员设盲，且不太可能破盲	盲法或不完全盲法，但结局可能受盲法缺失的影响；对受试者和负责招募的研究者设盲，但有可能破盲，且结局可能受盲法缺失的影响	无充足的信息判定为以上两种等级；未提及
测量偏倚 （研究结局盲法评价）	未对结局进行盲法评价，但综述作者判定结局不太可能受盲法缺失的影响；保障了结局的盲法评价，且不太可能被破盲	未对结局进行盲法评价，但综述作者判定结局可能受盲法缺失的影响；进行结局的盲法评价，但可能已经破盲，且结局的测量可能受盲法缺失的影响	无充足的信息判定为以上两种等级；未提及
随访偏倚 （结果数据的完整性）	结局无缺失数据；结局指标缺失的原因不太可能与结局的真值相关；缺失的结局指标在组间平衡，且原因类似；对二分类结局指标，结局指标的缺失比例同观察到的事件的风险不足以确定其对干预效应的估计有临床相关的影响；对于连续结局指标，缺失结局的效应大小不足以确定其对观察到的效应大小有临床相关的影响；缺失数据用合适的方法做了填补	结局指标缺失的原因可能与结局的真值相关，且缺失数量或原因在组间不一致；对二分类结局指标，结局指标的缺失比例同观察到的事件的风险足以确定其对干预效应的估计有临床相关的影响；对于连续结局指标，缺失结局的效应大小足以对观察到的效应引入临床相关的偏倚；当有大量干预违背随机分配时，应用"当作治疗"策略来分析；缺失数据用了不合适的填补方法	报告里对随访或排除的信息不足以判定为以上两种等级；未提及

偏倚类型	偏倚风险评估等级		
	低风险偏倚	高风险偏倚	不清楚
报告偏倚	可获得研究方案，所有关注的预先申明的结局都已报告；研究方案不可得，但发表的报告包含了所有期望的结果，包括那些预先申明的	并非所有预先申明的主要结局都已报告；一个或多个主要主要结局指标使用了未事先申明的测量指标，方法或子数据集。一个或多个主要结局指标未事先申明；综述研究者关注的一个或多个主要结局指标报告不完全，无法纳入 Meta 分析；研究报告未报告期望的主要结局	无充足的信息判定为以上两种等级
其他	没有明显的其他偏倚	存在着与特定的研究设计相关的潜在偏倚；有作假；其他问题	无足够的信息评价是否存在重要的偏倚风险；无充分的理由或证据表明现有的问题会引入偏倚
注：* 实施最小化时可能没有随机元素，但可认为等同于随机			

改良 Jadad 量表

项目（item）	评分（score）	依据（reasons）
随机序列的产生（random squence production）		
恰当（adequate）	2	计算机产生的随机数字或类似方法
不清楚（unclear）	1	随机试验但未描述随机分配的方法
不恰当（inadequate）	0	采用交替分配的方法如单双号
分配隐藏（allocation concealment）		
恰当（adequate）	2	中心或药房控制分配方案，或用序列编号一致的容器、现场计算机控制、密封不透光的信封或其他使临床医生和受试者无法预知分配序列的方法
不清楚（unclear）	1	只表明使用随机数字表或其他随机分配方案
不恰当（inadequate）	0	交替分配、病例号、星期日数、开放式随机号码表、系列编码信封及任何不能防止分组的可预测性的措施
盲法（blind method）		
恰当（adequate）	2	采用了完全一致的安慰剂片或类似方法
不清楚（unclear）	1	试验陈述为盲法，但未描述方法
不恰当（inadequate）	0	未采用双盲或盲的方法不恰当，如片剂和注射剂比较
撤出或退出（withdrawal）		
描述了（description）	1	描述了撤出或退出的数目和理由
未描述（undescribed）	0	未描述撤出或退出的数目或理由

注：改良后 Jadad 量表（1~3 分视为低质量，4~7 分视为高质量）

MINORS 评价条目[60]

序号	条目	提　　示
1	明确地给出了研究目的	所定义的问题应该是精确的且与可获得文献有关
2	纳入患者的连贯性	所有具有潜在可能性的患者（满足纳入标准）都在研究期间被纳入了（无排除或给出了排除的理由）
3	预期数据的收集	收集了根据研究开始前制订的研究方案中设定的数据
4	终点指标能恰当地反映研究目的	明确解释用来评价与所定义的问题一致的结局指标的标准。同时，应在意向性治疗分析的基础上对终点指标进行评估
5	终点指标评价的客观性	对客观终点指标的评价采用评价者单盲法，对主观终点指标的评价采用评价者双盲法。否则，应给出未行盲法评价的理由
6	随访时间是否充足	随访时间应足够长，以使得能对终点指标及可能的不良事件进行评估
7	失访率低于5%	应对所有的患者进行随访。否则，失访的比例不能超过反映主要终点指标的患者比例
8	是否估算了样本量	根据预期结局事件的发生率，计算了可检测出不同研究结局的样本量及其95%可信区间；且提供的信息能够从显著统计学差异及估算把握度水平对预期结果与实际结果进行比较
	9~12 条适用于评价有对照组的研究的附加标准	
9	对照组的选择是否恰当	对于诊断性试验，应为诊断的"金标准"；对于治疗干预性试验，应是能从已发表研究中获取的最佳干预措施
10	对照组是否同步	对照组与试验组应该是同期进行的（非历史对照）
11	组间基线是否可比	不同于研究终点，对照组与试验组起点的基线标准应该具有相似性。没有可能导致使结果解释产生偏倚的混杂因素
12	统计分析是否恰当	用于计算可信区间或相对危险度（RR）的统计资料是否与研究类型相匹配

注： 评价指标共12条，每一条分为0~2分。前8条针对无对照组的研究，最高分为16分；后4条与前8条一起针对有对照组的研究，最高分共24分。0分表示未报道；1分表示报道了但信息不充分；2分表示报道了且提供了充分的信息

AMSTAR 评价清单及说明

条目	描述及说明
1	是否提供了前期设计方案？ 在系统评价开展以前，应该确定研究问题及纳入排除标准
2	纳入研究的选择和数据提取是否具有可重复性？ 至少要有两名独立的数据提取员，而且采用合理的不同意见达成一致的方法过程
3	是否实施广泛全面的文献检索？ 至少检索 2 种电子数据库。检索报告必须包括年份以及数据库，如 Central、EMbase 和 MEDLINE。必须说明采用的关键词/主题词，如果可能应提供检索策略 应咨询最新信息的目录、综述、教科书、专业注册库，或特定领域的专家，进行额外检索，同时还可检索文献后的参考文献
4	发表情况是否已考虑在纳入标准中，如灰色文献？ 应该说明评价者的检索是不受发表类型的限制 应该说明评价者是否根据文献的发表情况排除文献，如语言
5	是否提供了纳入和排除的研究文献清单？ 应该提供纳入和排除的研究文献清单
6	是否描述纳入研究的特征？ 原始研究提取的数据应包括受试者、干预措施和结局指标等信息，并以诸如表格的形成进行总结 应该报告纳入研究的一系列特征，如年龄、种族、性别、相关社会经济学数据、疾病情况、病程、严重程度等
7	是否评价和报道纳入研究的科学性？ 应提供预先设计的评价方法，如治疗性研究，评价者是否把随机、双盲、安慰剂对照、分配隐藏作为评价标准，其他类型研究的相关标准条目一样要交代
8	纳入研究的科学性是否恰当地运用在结论的推导上？ 在分析结果和推导结论中，应考虑方法学的严格性和科学性。在形成推荐意见时，同样需要明确说明
9	合成纳入研究结果的方法是否恰当？ 对于合成结果，应采用一定的统计检验方法确定纳入研究是可合并的，以及评估它们的异质性（如 Chi-squared test）。如果存在异质性，应采用随机效应模型，和/或考虑合成结果的临床适宜程度，如合并结果是否敏感？
10	是否评估了发表偏倚的可能性？ 发表偏倚评估应含有某一种图表的辅助，如漏斗图、以及其他可行的检测方法和/或统计学检验方法，如 Egger 回归
11	是否说明相关利益冲突？ 应清楚交待系统评价及纳入研究中潜在的资助来源

B.3 指南评价

AGREE Ⅱ 评价结果：对喘证（COPD 并右心衰竭）临床实践指南的评估由 3 名评估员进行，在认真学习 AGREE Ⅱ 评估系统的基础上，独立地对各个条目进行评分。

六大领域标准化得分（表 B.3.1）：

六大领域标准化得分

研究领域	条目编号	标准化得分
范围与目的	1, 2, 3	
参与人员	4, 5, 6, 7	
制定的严谨性	8, 9, 10, 11	
清晰性和可读性	12, 13, 14, 15, 16, 17, 18	
应用性	19, 20, 21	
编辑独立	22, 23	

参 考 文 献

［1］ 王琦，中华中医药学会．喘病诊疗指南［J］．中国中医药现代远程教育，2011，9（12）：110－112.

［2］ 中华医学会呼吸病学分会慢性阻塞性肺疾病学组．慢性阻塞性肺疾病诊治指南（2013年修订版）［J］．中华结核和呼吸杂志，2013，36（4）：255－264.

［3］ GOLD Executive Committee. Global strategy for the diagnosis, management, and prevention of chronic obstructive pulmonary disease（Updated 2014）．［2014－01］.

［4］ 中华医学会心血管病学分会，中华心血管病杂志编辑委员会．右心衰竭诊断和治疗中国专家共识［J］．中华心血管杂志，2012，40（6）：449－461.

［5］ 中华中医药学会肺系病专业委员会．慢性肺源性心脏病中医诊疗指南（2014版）［J］．中医杂志，2014，55（6）：526－531.

［6］ 中华中医药学会内科分会肺系病专业委员会．慢性阻塞性肺疾病中医诊疗指南（2011版）［J］．中医杂志，2012，53（1）：80－84.

［7］ 苏和，张瑞芬，黄新生，等．330例肺心病右心衰竭的中医证型分布特点［J］．内蒙古中医药，2016，35（1）：16－17.

［8］ 周仲英．中医内科学．［M］北京：中国中医药出版社．2007.2.

［9］ Howlett JG, McKelvie RS, Arnold JM, et al. Canadian Cardiovascular Society Consensus Conference guidelines on heart failure, update 2009：diagnosis and management of right-sided heart failure, myocarditis, device therapy and recent important clinical trials. Can J Cardiol, 2009, 25（2）：85－105.

［10］ European Society of Cardiology. 2015 ESC/ERS Guidelines for the diagnosisand treatment of pulmonary hypertension. European Heart Journal, 2015, 29.

［11］ 高振，刘莹莹，哈木拉提·吾甫尔，等．小青龙汤联合西药内服治疗慢性阻塞性肺疾病发作期临床疗效的系统评价［J］．世界科学技术—中医药现代化，2013，15（3）：599－607.

［12］ 凌小浩，黄振炎，黄进，等．二陈汤合三子养亲汤治疗慢性阻塞性肺疾病的临床研究［J］．中国实用医药，2014，9（33）：17－18.

［13］ 徐萌．小陷胸汤合苇茎汤加味联合西药治疗慢性阻塞性肺疾病急性加重期疗效观察［J］．陕西中医，2015，36（4）：412－414.

［14］ 刘恩顺，孙增涛，李燕钰，等．清肺消炎丸治疗AECOPD（痰热壅肺证）120例临床观察［J］．中国中医药现代远程教育，2010，8（18）：149－150.

［15］ 李延鸿，朱怀军．痰热清注射液治疗慢性阻塞性肺病急性加重期随机对照试验的系统评价［J］．实用药物与临床，2011.14（4）：281－285.

［16］ 符子艺，刘小虹，任吉祥，等．痰热清注射液治疗慢性阻塞性肺疾病合并呼吸衰竭的Meta分析［J］．中草药，2014，45（6）：889－894.

［17］ 何欣，徐向前，陈惟辰，等．真武汤加减治疗慢性阻塞性肺疾病稳定期阳虚水泛证临床观察［J］．四川中医，2013，31（12）：80－83.

［18］ 张丹芳．真武汤加味治疗慢性阻塞性肺疾病脾肾阳虚证31例［J］．河南中医，2015，35（12）：

2904 – 2905.

[19] 陈晓晶, 武晨亮, 马效东. 参附汤结合常规疗法治疗慢性阻塞性肺疾病急性加重 36 例 [J]. 上海中医药杂志, 2013, 47 (6): 52 – 53.

[20] 马俊杰, 庞璐, 唐雪梅. 参附注射液治疗老年肺心病心力衰竭疗效观察 [J]. 四川中医, 2013, 31 (8): 100 – 101.

[21] 李澎, 曲文秀, 吴健. 参附注射液治疗慢性肺源性心脏病的系统评价 [J]. 医药导报, 2008, 27 (5): 553 – 555

[22] 迟永生. 参附注射液辅助治疗慢性阻塞性肺疾病急性加重期疗效观察 [J]. 中国中医急症, 2015, 24 (3): 553 – 554.

[23] 袁慧洁, 张艳, 曹洁. 补肺汤合生脉散加减治疗慢性阻塞性肺病稳定期 64 例 [J]. 内蒙古中医药, 2014, 23: 10 – 11.

[24] 王宏. 参麦注射液佐治慢性肺源性心脏病心力衰竭疗效观察 [J]. 中国热带医学, 2011, 11 (11): 1404 – 1405.

[25] Li JS, Wang HF, Li SY, et al. Shenmai Injection for chronic pulmonary heart disease: a systematic review and meta-analysis [J]. J ltern Complement Med, 2011, 17 (7): 579 – 587.

[26] 黄青松, 肖玮, 孙增涛. 健脾补肾法对慢性阻塞性肺疾病稳定期患者疗效观察及对 IL-6、PARC/CCL-18 的影响 [J]. 辽宁中医杂志, 2015, 42 (10): 1848 – 1850.

[27] 孙晓. 金水宝胶囊对慢性阻塞性肺疾病患者肺功能的影响研究 [J]. 中国现代药物应用, 2015, 9 (16): 15 – 17.

[28] 李冬生, 陈娴. 金水宝胶囊对慢性阻塞性肺疾病患者 SOD、TNF-α 和免疫功能的影响 [J]. 天津中医药, 2012, 29 (5): 436 – 437.

[29] 牟玮, 宋雅琳, 张硕, 等. 冬虫夏草治疗慢性阻塞性肺疾病临床疗效的系统评价 [J]. 中国循证医学杂志, 2013, 13 (11): 1373 – 1381.

[30] 孟海阳, 陈杰, 吴海燕, 等. 百令胶囊治疗稳定期慢性阻塞性肺疾病疗效的系统评价 [J]. 中国药房, 2014, 25 (12): 1115 – 1117.

[31] 杨勋, 胡红玲, 赵苏, 等. 固肾定喘丸对慢性阻塞性肺疾病患者稳定期肺功能及生活质量的影响 [J]. 中国实验方剂学杂志, 2013, 19 (22): 283 – 286.

[32] 林燕, 王亚利, 王鑫国, 等. 反复上呼吸道感染肺卫气虚证的血浆代谢组学特征及玉屏风颗粒干预的临床疗效 [J]. 中医杂志, 2015, 56 (15): 1302 – 1306.

[33] 徐钧. 玉屏风颗粒佐治慢性阻塞性肺疾病临床观察 [J]. 中国中医急症, 2010, 19 (3): 381 + 404.

[34] 郭洁, 武蕾, 田振峰, 等. 补肺活血胶囊治疗 COPD 稳定期患者疗效观察 [J]. 现代中西医结合杂志, 2015, 24 (4): 373 – 374 + 381.

[35] 杨波, 孟林敏, 路浩, 等. 补肺活血胶囊治疗慢性肺源性心脏病 120 例 [J]. 中国新药杂志, 2005, 14 (9): 1192 – 1195.

[36] 骆明旭, 赵万红, 杨鑫, 等. 丹参川芎嗪注射液治疗慢性肺源性心脏病 Meta 分析 [J]. 现代医药卫生, 2014, 30 (23): 3525 – 3529.

[37] 姜龙军, 吴建新, 赵容军, 等. 参附注射液联合丹参川芎嗪注射液治疗慢性肺源性心脏病心力

衰竭的临床观察 [J]. 中国药房, 2015, 26 (18): 2483 - 2485.

[38] 李继红, 徐国良, 林淑梅, 等. 血必净注射液治疗慢性肺心病心力衰竭有效性及安全性的系统评价 [J]. 中国中医急症, 2012, 21 (5): 741 - 743.

[39] 汲海燕, 孙莉姬, 雏云祥, 等. 血必净对急性心衰患者脑钠肽、CRP 及心功能的影响 [J]. 继续医学教育, 2014, 28 (6): 40 - 42.

[40] 孙德昱, 张磊. 中西医结合治疗痰蒙神窍型急性加重期慢性阻塞性肺疾病 30 例 [J]. 中国实验方剂学杂志, 2012, 18 (20): 302 - 304.

[41] 王汉蓉, 岑小波, 王莉. 安宫牛黄丸治疗肺性脑病的系统评价 [J]. 中草药, 2003, 34 (1): 92 - 93.

[42] 杨益宝, 莫雪妮, 梁炜, 等. 无创正压通气合用安宫牛黄丸治疗慢性阻塞性肺疾病肺性脑病临床研究 [J]. 新中医, 2014, 46 (1): 45 - 47.

[43] 刘颖, 刘珍清, 卢建秋. 清开灵注射液治疗脑血管疾病的 Meta 分析 [J]. 中国中医药信息杂志, 2009, 16 (11): 105 - 107.

[44] 徐敏, 陈宇, 毛标兵. 清开灵注射液联合纳洛酮辅助治疗慢性阻塞性肺疾病合并肺性脑病的临床观察 [J]. 中国药房, 2015, 26 (24): 3342 - 3344.

[45] 兰思宇, 林卫. 醒脑静注射液辅助治疗肺性脑病疗效的 Meta 分析 [J]. 中国药房, 2011, 22 (16): 1501 - 1504.

[46] 石学敏. 针灸学. [M] 中国中医药出版社. 2002.

[47] 沈庆法, 关建国. 慢性肺源性心脏病的中西医结合诊治 [J]. 中国农村医学, 1995, 23 (4): 52 - 54.

[48] 黎宝红, 邓哲彤, 董嘉怡, 等. 中西医联合治疗稳定期慢性阻塞性肺疾病的临床疗效观察 [J]. 河北医科大学学报, 2011, 32 (1): 10 - 13.

[49] 吴洪皓, 罗小林, 陈庆英, 等. 天灸疗法对慢性阻塞性肺疾病稳定期患者的临床疗效观察 [J]. 世界中西医结合杂志. 2014, 9 (3): 263 - 265.

[50] 李素云, 李建生余学庆, 等. 舒肺贴治疗慢性阻塞性肺疾病疗效观察 [J]. 陕西中医, 2009, 30 (4): 391 - 392.

[51] 李建生, 李素云, 余学庆, 等. "补肺益肾方联合穴位贴敷治疗慢性阻塞性肺疾病稳定期患者的多中心随机、双盲、阳性药平行对照临床试验"的研究方案 [J]. 中西医结合学报. 2011. 9 (12): 1312 - 1318.

[52] 李国勤, 王蕾, 边永君, 等. 冬病夏治消喘膏穴位贴敷疗法治疗稳定期慢阻肺的多中心随机双盲安慰剂对照研究. 见: 第十一次全国中西医结合防治呼吸系统疾病学术研讨会. 第十一次全国中西医结合防治呼吸系统疾病学术研讨会论文集 [C]. 北京: 2010 - 10 - 01.

[53] 肖伟, 汪瑛, 孔红兵, 等. 背俞穴拔罐对慢性阻塞性肺疾病稳定期患者免疫功能的影响 [J]. 安徽中医学院学报, 2010, 29 (5): 37 - 39.

[54] 徐栋辉. 稳定期 COPD 患者夜间低氧血症的筛查及氧疗干预的临床研究 [J]. 临床与病理杂志. 2015, 35 (2): 248 - 251.

[55] 田凌云, 张莹, 田含章, 等. 运动并呼吸肌锻炼对 COPD 患者康复影响的 Meta 分析 [J]. 中国护理管理, 2014, 14 (8): 810 - 814.

[56] 田凌云，李丽，张莹，等．太极拳对稳定期慢性阻塞性肺疾病患者康复影响的 Meta 分析［J］．中国老年学杂志．2015.3，35：1268－1289．

[57] 孙元莹，郭茂松，姜德友．张琪治疗慢性肺原性心脏病经验［J］．中医杂志，2005，46（9）：658－659．

[58] 田爱平，赵辉，张丽，等．膏方联合穴位贴敷治疗慢性阻塞性肺疾病疗效观察［J］．四川中医．2014，32（7）：114－116．

[59] 谷鸿秋，王杨，李卫．Cochrane 偏倚风险评估工具在随机对照研究 Meta 分析中的应用［J］．中国循环杂志，2014，29（2）：147－148．

[60] 曾宪涛，庄丽萍，杨宗国，等．Meta 分析系列之七：非随机实验性研究、诊断性试验及动物实验的质量评价工具［J］．中国循环心血管医学杂志，2016，12（6）：496－499．

ICS 11.120
C 05

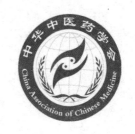

团 体 标 准

T/CACM 1170—2019

中医内科临床诊疗指南
肺动脉高压

Clinical guidelines for diagnosis and treatment of internal diseases in TCM
Pulmonary hypertension

2019-01-30 发布   2020-01-01 实施

中华中医药学会 发布

前　言

本指南按照 GB/T 1.1—2009 给出的规则起草。

本指南由中华中医药学会提出并归口。

本指南主要起草单位：辽宁中医药大学附属医院、河南中医药大学第一附属医院、中国中医科学院西苑医院、广州中医药大学第二附属医院、辽宁中医药大学附属第二医院、天津中医药大学第一附属医院、浙江省中医院、四川大学华西医院、长春中医药大学附属医院、安徽中医药大学第一附属医院、黑龙江中医药大学附属第一医院。

本标准主要起草人：曲妮妮、郑忻、李素云、张琼、吕晓东、黄东晖、刘桂颖、王真、毛兵、张念志、王檀、于雪峰、李竹英、曹瑛、王丽娜、庞立健、王国力、束沛、焦蕊、石晓乐。

引　言

　　本指南主要针对肺部疾病和（或）低氧所致肺动脉高压、慢性血栓栓塞性肺动脉高压，提供中医药的诊断和治疗建议，为中医临床提供参考，并提供有循证医学证据的中医预防、保健、诊断、辨证治疗建议，供中医科、呼吸科、心血管科、超声科等相关科室医生参考使用，规范中医临床诊疗过程。

　　肺动脉高压无统一中医病名，根据其临床表现分属于"喘证""肺胀""胸痹"等范畴。目前国内发布的肺动脉高压临床诊疗指南并未涵盖中医诊断与治疗方面内容。2008 年中华中医药学会颁布的《中医内科常见病诊疗指南》亦未对此病制定相关诊疗指南。

　　本指南文献评价小组确定筛选证据的标准，并通过检索 CNKI、万方、维普等数据库，针对治疗措施筛选出符合纳入标准的文献共 21 篇，并进行文献质量评价及证据分级，根据证据级别达成专家组共识，并提出推荐意见，初步制定出针对肺部疾病和（或）低氧所致肺动脉高压、慢性血栓栓塞性肺动脉高压的中医临床实践指南。

　　本指南是根据中医对肺部疾病和（或）低氧所致肺动脉高压、慢性血栓栓塞性肺动脉高压的中医药临床研究成果并结合专家共识制定。

　　本指南制订过程与任何单位、个人无利益关系。

中医内科临床诊疗指南 肺动脉高压

1 范围

本指南提出了对肺部疾病和（或）低氧所致肺动脉高压、慢性血栓栓塞性肺动脉高压的诊断、辨证、治疗、预防和调护的建议。

本指南适用于18周岁以上人群肺部疾病和（或）低氧所致肺动脉高压、慢性血栓栓塞性肺动脉高压的诊断和防治。

本指南适用于中医科、呼吸科、心血管科、超声科等相关临床医师使用。

本指南不涉及动脉性肺动脉高压、左心疾病所致肺动脉高压及未明和（或）多因素所致肺动脉高压。

2 术语和定义

下列术语和定义适用于本指南。

2.1

肺动脉高压 Pulmonary hypertension

是由多种已知或未知原因引起的肺动脉压异常升高的一种病理生理状态，血流动力学诊断标准为：在海平面、静息状态下，右心导管测量平均肺动脉压（mean pulmonary artery pressure，mPAP）≥25mmHg[1-3]。

2.2

肺部疾病和（或）低氧所致肺动脉高压 Pulmonary hypertension due to lung disease and/or hypoxia

主要由慢性阻塞性肺疾病、间质性肺疾病、其他限制性与阻塞性通气障碍并存的肺部疾病、睡眠呼吸障碍、肺泡低通气等疾病所导致[1,3-5]。

2.3

慢性血栓栓塞性肺动脉高压 Chronic thromboembolic pulmonary hypertension

是以呼吸困难、乏力和活动耐力减低为主要表现的一种疾病，主要由于肺动脉血栓反复发作、不能溶解，进而导致肺血管重构，肺血管阻力进行性升高、肺动脉高压及右心功能不全[2,5]。

2.4

喘证 Dyspnea

是以呼吸困难，甚至张口抬肩，鼻翼扇动，不能平卧为特征的病证。

2.5

肺胀 Lung distention

是多种慢性肺系疾患反复发作，迁延不愈，导致肺气胀满，不能敛降的一种病证。

2.6

胸痹 Chest discomfort

是指以胸部闷痛，甚则胸痛彻背，喘息不得卧为主症的一种疾病。

3 临床诊断

3.1 西医诊断

3.1.1 诊断标准

在海平面、静息状态下，右心导管测量平均肺动脉压（mPAP）≥25mmHg（1mmHg=0.133kPa）[1,3-5]。多普勒超声心动图估测三尖瓣峰值流速>3.4m/s或肺动脉收缩压>50mmHg将被诊断为肺动脉高压[3]。

3.1.2 临床表现

呈非特异性，包括气短、乏力、虚弱、心绞痛、干咳和晕厥等[1]。

3.1.3 分类

肺动脉高压目前分为五大类，具体详见表1。

表 1 肺动脉高压的临床分类[1-2]

1 动脉性肺动脉高压	3 肺部疾病和（或）低氧所致肺动脉高压
1.1 特发性	3.1 慢性阻塞性肺疾病
1.2 遗传性	3.2 间质性肺疾病
1.3 药物和毒物所致动脉性肺动脉高压	3.3 其他限制性与阻塞性通气功能障碍并存的肺部
1.4 疾病相关肺动脉高压	疾病
1.4.1 结缔组织疾病	3.4 睡眠呼吸障碍
1.4.2 HIV 感染	3.5 肺泡低通气
1.4.3 门脉高压	3.6 长期居住高原环境
1.4.4 先天性心脏病	3.7 肺发育异常
1.4.5 血吸虫病	4 慢性血栓栓塞性肺动脉高压和其他肺动脉阻塞性疾病
1′ 肺静脉闭塞病和（或）肺毛细血管瘤样增生症	4.1 慢性血栓栓塞性肺动脉高压
1′.1 特发性	4.2 其他肺动脉阻塞性疾病
1′.2 遗传性	4.2.1 血管肉瘤
1′.3 药物、毒物和放射线所致	4.2.2 其他血管内肿瘤
1′.4 疾病相关	4.2.3 动脉炎
1′.4.1 结缔组织疾病	4.2.4 先天性肺动脉狭窄
1′.4.2 HIV 感染	4.2.5 寄生虫病（包虫病/棘球蚴病）
1″ 新生儿持续性肺动脉高压	5 未明和（或）多因素所致肺动脉高压
2 左心疾病所致肺动脉高压	5.1 血液系统疾病：慢性溶血性贫血、骨髓增生异常综合征、脾切除
2.1 左心室收缩性功能不全	5.2 系统性疾病：结节病、肺组织细胞增多症、淋巴管平滑肌瘤病
2.2 左心室舒张性功能不全	5.3 代谢性疾病：糖原贮积症、戈谢病、甲状腺疾病
2.3 心脏瓣膜病	5.4 其他：肺肿瘤血栓性微血管病、纤维素性纵隔炎、慢性肾功能不全、节段性肺动脉高压
2.4 先天/获得性左心流入/流出道梗阻和先天性心肌病	
2.5 先天性/获得性肺静脉狭窄	

3.1.4 诊断方法

肺动脉高压的诊断评估主要依据病史、症状、体征、心电图、X 射线胸片、超声心动图、肺功能、动脉血气分析、核素肺通气/灌注扫描、肺部 CT 和肺动脉增强 CT、心脏磁共振、血液和免疫学检查、腹部超声、右心导管、肺血管扩张试验及肺动脉造影等技术手段。右心漂浮导管测压是目前临床测定肺动脉压力的"金标准"。所有怀疑肺动脉高压患者均推荐经胸超声心动图及多普勒超声检查作为首选的无创检查手段[1]。

3.1.5 关于慢性血栓栓塞性肺动脉高压诊断标准[1-2]

需满足以下 3 条：a）至少已行 3 个月的有效抗凝治疗以除外亚急性肺栓塞；b）右心导管测量平均肺动脉压≥25mmHg，同时肺小动脉楔压≤15mmHg；c）肺通气灌注扫描显示至少一个肺段灌注缺损，或多螺旋 CTPA、磁共振成像或直接肺血管造影等检查发现慢性血栓栓塞性肺动脉高压的特异性征象如环状狭窄、网格征/缝隙征和动脉闭塞。

注：本病的诊断参照《2015 欧洲心脏病学会指南：肺动脉高压的诊断与治疗》[1]、中华医学会心血管病学分会制

定的《2010年中国肺高血压诊治指南》[4]的肺动脉高压诊断标准制定。

3.2 中医诊断

3.2.1 病名诊断

肺动脉高压中医病名目前无统一标准，根据其临床表现分属于"喘证""肺胀""胸痹"等范畴。

3.2.2 证候诊断

3.2.2.1 气虚血瘀痰阻证

喘息气短，动则尤甚，重者气难接续，胸闷或痛，痛处不移，咳嗽无力，咯吐痰涎或痰中夹血，倦怠乏力，或纳呆，便溏，面淡而晦暗，舌质淡紫，或有瘀斑，苔白或腻，脉沉涩。

3.2.2.2 瘀阻肺络证

胸部刺痛，痛处不移，或咳嗽，咯血色暗红或成块，颜面、口唇、爪甲发绀，舌紫暗或有斑点、瘀斑，或见舌下青筋显露，脉弦涩。

3.2.2.3 肺肾气虚证

喘促气短，动则尤甚，呼多吸少，咳嗽无力，痰白如沫，咯吐无力，声低自汗，胸闷心慌，腰膝酸软，舌质淡，舌苔白，脉沉细或细弱，或有结代。

3.2.2.4 阳虚水泛证

喘咳息促，不能平卧，咯痰清稀，心悸，面浮肢肿，形寒肢冷，脘痞，纳差，尿少，面唇青紫，舌胖质黯，苔白滑，脉沉细。

注：肺动脉高压中医证候参照《中医内科病证诊断疗效标准》[6]《中医临床诊疗术语 证候部分》[7]《中医内科常见病诊疗指南 中医病证部分》[8]，结合专家调查问卷结果制定。本病多由久病迁延，损伤正气，脏气虚损，或痰凝血瘀，闭阻肺络所致。主要病位责之肺、心、肾，涉及脾、肝[9-11]。总属本虚标实，虚实夹杂之证。实则为痰浊、瘀血、水饮，虚则以气虚、阳虚为主[9-11]。辨证须辨别虚、实，寒、热，气、血的不同。

4 临床治疗与推荐意见

4.1 分型论治

4.1.1 气虚血瘀痰阻证

病机：气虚血瘀，痰浊内停，痰瘀互结，阻滞肺络。

治法：益气活血，化痰祛瘀。

推荐方药：补阳还五汤（《医林改错》）合葶苈子[12-16]加减（推荐强度：强推荐，证据级别：Ⅱa）。

常用药：黄芪、赤芍、川芎、桃仁、红花、当归、地龙、葶苈子等。

加减：气虚甚者加人参或党参、白术以健脾益气；血瘀甚者加丹参以活血祛瘀；痰浊甚者加白芥子、紫苏子、前胡、半夏以温肺化痰；肺热痰黄者加黄芩、浙贝母清热化痰；水肿者加茯苓，泽泻等以淡渗利湿。

4.1.2 瘀阻肺络证

病机：瘀血内停，肺络瘀阻。

治法：活血祛瘀通络。

推荐方药1：血府逐瘀汤[17-18]（《医林改错》）加减（推荐强度：强推荐，证据级别：Ⅱa）。

常用药：桃仁、红花、当归、生地黄、川芎、赤芍药、牛膝、桔梗、柴胡、枳壳、甘草等。

推荐方药2：桃红四物汤[19-20]（《医宗金鉴》）加减（推荐强度：强推荐，证据级别：Ⅱa）。

常用药：桃仁、红花、白芍药、当归、熟地黄、川芎等。

加减：咳血量多加侧柏叶、白茅根、白及、藕节、三七粉等以止血；血瘀甚加丹参以活血化瘀。

4.1.3 肺肾气虚证

病机：肺肾俱虚，气失摄纳。

治法：补肾益肺，纳气平喘。

推荐方药：金匮肾气丸（《金匮要略》）合补肺汤（《永类钤方》）[21-22]加减（推荐强度：弱推荐，证据级别：Ⅳ，专家共识）。

常用药：熟地黄、山萸肉、山药、茯苓、牡丹皮、泽泻、桂枝、附子、人参、黄芪、五味子、紫菀、桑白皮等。

加减：动则喘甚者加蛤蚧、补骨脂、胡桃肉等补肾纳气；偏阳虚加肉桂、干姜、细辛等温肺散寒；偏阴虚加麦冬、北沙参、生地黄等养阴清热；兼痰热证去附子、桂枝，加黄芩、瓜蒌、浙贝母等以清热化痰；兼痰浊证加紫苏子、白前、陈皮等以化痰平喘；兼血瘀证加丹参、当归、桃仁、红花等以活血通络。

4.1.4 阳虚水泛证

病机：心脾肾阳虚，水饮内停。

治法：温阳利水，化饮平喘。

推荐方药1：真武汤[23-24]（《伤寒论》）加减（推荐强度：强推荐，证据级别：Ⅱa）。

常用药：炮附子、茯苓、白术、芍药、生姜等。

推荐方药2：苓桂术甘汤[25-26]（《伤寒论》）加减（推荐强度：弱推荐，证据级别：Ⅱa）。

常用药：茯苓、白术、桂枝、甘草等。

加减：痰黄脓量多不易咳者加黄芩、鱼腥草、桑白皮清热化痰；肿甚而喘可加麻黄、葶苈子、泽泻等利水消肿；血瘀甚，发绀明显者加桃仁、赤芍等活血通络。

4.2 中成药

中成药用法用量、禁忌症参照药品说明书。

a）血瘀证可选用如下中成药：红花注射液[27-29]（推荐强度：弱推荐，证据级别：Ⅱa）。注射用血塞通[30-31]（推荐强度：弱推荐，证据级别：Ⅱa）。

b）气虚血瘀证可选用补肺活血胶囊[32]（推荐强度：弱推荐，证据级别：Ⅱa）。

注：治疗过程中需要注意以下事项：a）经治疗临床症状改善不佳，或超声心动图提示严重肺动脉高压和（或）严重右心室功能不全表现的患者建议于肺动脉高压专科中心治疗[1]。b）抗凝治疗的患者合并使用活血化瘀中药和（或）中成药时建议监测 INR 等凝血相关检查指标。

4.3 其他疗法

4.3.1 针灸疗法

4.3.1.1 针刺疗法

阳虚水泛证：取步廊、神封、神藏、俞府、巨阙、膻中，针用补法；足三里、关元、命门，针用补法，加灸[33]（推荐强度：弱推荐，证据级别：Ⅳ）。

加减：喘息难以控制时，取肺俞、列缺、心俞、内关、气海、足三里；痰多不易咯出者，取足三里、丰隆、天突。针用平补平泻法[22]（推荐强度：弱推荐，证据级别：Ⅳ）。

4.3.1.2 灸法

阳虚水泛证：平时宜常艾灸大椎、肺俞、肾俞、命门、足三里、三阴交等[22]（推荐强度：弱推荐，证据级别：Ⅳ）。

气虚血瘀痰阻证：取足三里、肾俞、身柱、膈俞、脾俞、气海、肺俞，艾条温和灸[32]（推荐强度：弱推荐，证据级别：Ⅱa）。

4.3.2 熨法

阳虚水泛证：花椒、吴茱萸、桂枝各1份，食盐2份，混合炒热，布包分熨神阙、肾俞、命门[33]（推荐强度：弱推荐，证据级别：Ⅳ）。

5 预防与调护

5.1 预防

a）身体条件允许的肺动脉高压患者应在监护下进行适当的运动康复治疗，包括上下肢肌肉锻炼、呼吸肌锻炼、咳嗽练习、全身锻炼等[1,34-37]（推荐强度：强推荐，证据级别：Ⅱa）。

b）不推荐肺动脉高压患者进行过度体力活动，避免加重患者症状[1]（推荐强度：强推荐，证据级别：Ⅱa）。

c）贴敷治疗[21]（推荐强度：弱推荐，证据级别：Ⅳ，专家共识）中可用穴位贴敷（白芥子、延胡索、甘遂、细辛共研磨，加生姜汁调成稠膏状），夏季三伏天贴敷，选穴肺俞、心俞、膈俞等。

5.2 调护[1,21-22,35]

慎起居，适寒温，季节交替时做好防寒保暖，避免感冒。饮食不宜辛辣、肥甘厚味，以免蕴湿生痰。饮食应富含蛋白质，水肿者限制食盐摄入量。戒除烟酒等不良嗜好。劳逸结合，在医生指导下适当锻炼，维持合理体重。（推荐强度：强推荐，证据级别：Ⅳ，专家共识）

附录 A

（资料性附录）

制定方法说明

A.1 临床证据的检索策略

本指南的证据主要采用计算机和手工相结合的方法进行检索。古籍文献以《中华医典》为主要检索工具，手工检索采用倒查法。现代文献检索采用机检近 20 年中国期刊全文数据库（CNKI）、万方数据库、中国科技期刊数据库（维普）、中国中医药文献数据库、中国生物医学文献数据库（SinoMed），采用主题检索、关键词检索。分别以"肺动脉高压""肺高血压""中医""中药"等为主题词。手工检索中西医教材、诊疗指南、标准、规范、药品或保健品说明书等内容。英文文献检索以"pulmonary hypertension""pulmonary artetial hypertension""Medicine，Chinese Traditional""Drugs，Chinese Herbal"等为主题词检索 PubMed、Cochrane 图书馆，检索近 20 年中医治疗性文献。

通过检索，工作组在文献检索阶段共搜集到相关现代文献 117 篇，其中相关系统评价 0 篇，相关临床实践指南 10 篇，均为肺动脉高压西医诊疗指南。检索古籍 20 余部，现代著作 6 部，并提取相关信息。

A.2 质量评价和证据强度

A.2.1 文献质量评价

成立文献评价小组，制定文献纳入、排除标准，参照《中医临床诊疗指南制修订技术要求（试行）》推荐的方法对检索文献进行质量评价。

a）随机临床试验（RCT）选用 CONSORT 声明结合 Cochrane 偏倚风险评价工具评价，选出采用改良 Jadad 量表评分≥3 分的文献作为指南的证据（Jadad 量表见附录 B）。文献总体质量较差，Jadad 评分≥3 分的有 15 篇。

文献评价小组，对最终纳入的 19 篇文献进行了重点评价，采用 RevMan5.3 软件中"偏倚风险评估"（Cochrane 评价手册 5.1.0）工具进行评价：1）随机分配方法；2）分配方案隐藏；3）对研究对象，治疗方案实施者采用盲法；4）对研究结果测量者采用盲法；5）结果数据的完整性；6）选择性报告结果；7）其他偏倚来源。最终对文献做出"偏倚风险低""偏倚风险高""偏倚风险不确定"的判断。

b）非随机临床试验的评价：采用 MINORS 条目评分。评分指标共 12 条，每一条分为 0～2 分，前 8 条针对无对照组的研究，最高分为 16 分；后 4 条一起针对有对照组的研究，最高分共 24 分。0 分表示未报道；1 分表示报道了但信息不充分；2 分表示报道了且提供了充分的信息。选择总分≥13 分的文献作为治疗性建议性证据（MINORS 条目见附录 C）。非随机临床试验的判定标准：指受试对象以非随机的方式进行了分组或者施以某种干预过程。对于分组方式为交替分组，即以生日、住院日、住院号等的末尾数字为奇数或偶数等情况进行分组的情况，定义为非随机。文献总体质量较差，MINORS 评分≥13 分的有 5 篇。

c）队列研究/病例对照研究的评价：采用 NOS 量表进行文献质量评价（见附录 D）。该标准包括 3 个方面的评价：病例组与对照组选择方法、病例组与对照组的可比性、接触暴露评估方法。评价后星数越多质量越好，最好为 9 颗。本指南的制定选择评分≥5 颗星的文献为证据。纳入指南队列研究/病例对照研究 0 篇。

A.2.2 证据评价分级和文献推荐级别

a）证据评价：纳入文献参照中国刘建平教授提出的关于传统医学证据分级的建议[38]进行分级

（表 A.1）。

表 A.1 基于证据体的临床研究证据分级标准

分级	设计类型或判别标准
Ⅰa	由随机对照试验、队列研究、病例对照研究、病例系列这四种研究中至少有两种不同类型的研究构成的证据体，且不同研究结果的效应一致
Ⅰb	具有足够把握度的单个随机对照试验
Ⅱa	半随机对照试验或队列研究
Ⅱb	病例对照研究
Ⅲa	历史性对照的病例系列
Ⅲb	自身前后对照的病例系列
Ⅳ	长期在临床上广泛运用的病例报告和史料记载的疗法
Ⅴ	未经系统研究验证的专家观点和临床经验，以及没有长期在临床上广泛运用的病例报告和史料记载的疗法

b）证据推荐强度标准：干预措施的证据推荐强度标准依据 GRADE 中的相关内容[39]，将推荐等级分为强或弱。

强推荐与弱推荐含义见表 A.2，推荐强度的主要决定因素是治疗利弊关系，同时也要兼顾文献证据质量、患者价值观和意愿、医疗成本等（表 A.3）。

表 A.2 强弱推荐含义

强弱推荐	含义
强推荐	1）对患者——在这种情况下，多数患者会采纳推荐方案，只有少数不会；此时若未予推荐，则应说明； 2）对临床医生——多数患者应该接受该推荐方案； 3）对政策制定者——该推荐方案在大多数情况下会被采纳作为政策
弱推荐	1）对患者——在这种情况下，多数患者会采纳推荐方案，但仍有不少患者不采用； 2）对临床医生——应该认识到不同患者有各自适合的方案，帮助每个患者做出体现他（她）价值观和意愿的决定； 3）对政策制定者——制定政策需要实质性讨论，并需要众多利益相关者参与

表 A.3 决定推荐强度的四个角度

因素	说明
利弊平衡	利弊间的差别越大，越适合做出强推荐；差别越小，越适合做出弱推荐
证据质量	证据质量越高，越适合做出强推荐
价值观和意愿	差异越大，或不确定性越大，越适合做出弱推荐
成本（资源配置）	一项诊疗措施的花费越高（即消耗的资源越多），越不适合做出强推荐

A.3 起草与评审

本指南在完成文献检索、文献评价、文献研究总结后，按照德尔菲法，筛选专家，起草问卷，进行了 3 轮专家问卷调查，分别对答卷进行了统计分析总结，形成了指南草稿。草稿完成后召开了专家论证会，工作组成员认真按专家论证意见修改形成了指南初稿。撰写初稿形成推荐建议时考虑了推荐的治疗、预防方案对健康的益处、不良反应以及危险。工作组将指南初稿向行业内专家学者征求意见，对专家反馈意见进行了集中整理、讨论确定是否采纳并提出理由，修改完善形成了指南评价稿。

指南评价稿由4人组成的评估小组（项目工作组以外成员），包括临床领域和方法学方面的专家，采用 AGREE Ⅱ 工具对指南内容、编制说明等材料进行评价。评价结果：6个领域的领域分值（%）均在80%以上，4位专家对指南总体质量的评分分别为6分、6分、5分、6分，平均分为5.75分。有3位专家"愿意推荐使用该指南"，1位专家表示"修订后使用该指南"。并选取不同地域11家三级甲等医疗机构作为评价单位开展216例指南一致性评价。

A.4 利益冲突声明

本指南所有成员均已签署利益冲突声明，申明无和本指南主题相关的任何商业的、专业的或其他方面的利益冲突，不涉及所有可能被本指南成果影响的利益。签署利益冲突声明后，由秘书组负责收集、保存，最终提交至指南指导委员会。

A.5 其他

a）本指南形成推荐治疗方案过程中，工作组成员及参与论证的有关专家考虑了患者及其家属的观点和选择意愿，兼顾有效性、安全性和经济性。

b）本指南通过审评后，将会通过发布会、指南应用推广培训班、继续教育学习班、学术会议、学术期刊等多种渠道宣传贯彻实施。

c）本指南计划定期更新。由本指南工作组定期通过文献研究和专家讨论会相结合的方式实现更新。

附录 B

（资料性附录）

改良的 Jadad 评分量表

项目（item）	评分（score）	依据（reasons）
随机序列的产生（random squence production）		
恰当（adequate）	2	计算机产生的随机数字或类似方法
不清楚（unclear）	1	随机试验但未描述随机分配的方法
不恰当（inadequate）	0	采用交替分配的方法如单双号
分配隐藏（allocation concealment）		
恰当（adequate）	2	中心或药房控制分配方案，或用序列编号一致的容器、现场计算机控制、密封不透光的信封或其他使临床医生和受试者无法预知分配序列的方法
不清楚（unclear）	1	只表明使用随机数字表或其他随机分配方案
不恰当（inadequate）	0	交替分配、病例号、星期日数、开放式随机号码表、系列编码信封及任何不能防止分组的可预测性的措施
盲法（blind method）		
恰当（adequate）	2	采用了完全一致的安慰剂片或类似方法
不清楚（unclear）	1	试验陈述为盲法，但未描述方法
不恰当（inadequate）	0	未采用双盲或盲的方法不恰当，如片剂和注射剂比较
撤出或退出（withdrawal）		
描述了（description）	1	描述了撤出或退出的数目和理由
未描述（undescribed）	0	未描述撤出或退出的数目或理由

注：改良后 Jadad 量表（1~3 分视为低质量，4~7 分视为高质量）

附录 C

（资料性附录）

MINORS 评价条目（适用于非随机对照试验）

序号	条目	提示
1	明确地给出了研究目的	所定义的问题应该是精确的且与可获得文献有关
2	纳入患者的连贯性	所有具有潜在可能性的患者（满足纳入标准）都在研究期间被纳入了（无排除或给出了排除的理由）
3	预期数据的收集	收集了根据研究开始前制订的研究方案中设定的数据
4	终点指标能恰当地反映研究目的	明确解释用来评价与所定义的问题一致的结局指标的标准。同时，应在意向性治疗分析的基础上对终点指标进行评估
5	终点指标评价的客观性	对客观终点指标的评价采用评价者单盲法，对主观终点指标的评价采用评价者双盲法。否则，应给出未行盲法评价的理由
6	随访时间是否充足	随访时间应足够长，以使得能对终点指标及可能的不良事件进行评估
7	失访率低于 5%	应对所有的患者进行随访。否则，失访的比例不能超过反映主要终点指标的患者比例
8	是否估算了样本量	根据预期结局事件的发生率，计算了可检测出不同研究结局的样本量及其 95% 可信区间；且提供的信息能够从显著统计学差异及估算把握度水平对预期结果与实际结果进行比较
9～12 条适用于评价有对照组的研究的附加标准		
9	对照组的选择是否恰当	对于诊断性试验，应为诊断的"金标准"；对于治疗干预性试验，应是能从已发表研究中获取的最佳干预措施
10	对照组是否同步	对照组与试验组应该是同期进行的（非历史对照）
11	组间基线是否可比	个同于研究终点，对照组与试验组起点的基线标准应该具有相似性。没有可能导致使结果解释产生偏倚的混杂因素
12	统计分析是否恰当	用于计算可信区间或相对危险度（RR）的统计资料是否与研究类型相匹配

注：评价指标共 12 条，每一条分为 0～2 分。前 8 条针对无对照组的研究，最高分为 16 分；后 4 条与前 8 条一起针对有对照组的研究，最高分共 24 分。0 分表示未报道；1 分表示报道了但信息不充分；2 分表示报道了且提供了充分的信息

附录 D

（资料性附录）

Newcastle-OttawaScale（NOS）评价标准量表

D.1 NOS 评价标准（队列研究）

D.1.1 队列的选择

D.1.1.1 暴露队列的代表性

　　a）很好的代表性*；

　　b）较好的代表性*；

　　c）代表性差，如选择志愿者、护士等；

　　d）未描述队列的来源。

D.1.1.2 非暴露队列的选择

　　a）与暴露队列来自同一人群，如同一社区*；

　　b）与暴露队列来自不同的人群；

　　c）未描述来源。

D.1.1.3 暴露的确定

　　a）严格确定的记录（如外科的记录）*；

　　b）结构式问卷调查*；

　　c）自己的记录；

　　d）未描述。

D.1.1.4 研究开始时没有研究对象已经发生研究的疾病

　　a）是*；

　　b）否。

D.1.2 可比性

D.1.2.1 暴露队列和非暴露队列的可比性（设计和分析阶段）

　　a）根据最重要的因素选择和分析对照*；

　　b）根据其他的重要因素（例如第二重要因素）选择和分析对照*。

　　注1：可以理解为是否对重要的混杂因素进行了校正

D.1.3 结果

D.1.3.1 结果的测定方法

　　a）独立的、盲法测定或评估*；

　　b）根据可靠地记录*；

　　c）自己的记录；

　　d）未描述。

D.1.3.2 对于所研究的疾病，随访时间是否足够长

　　a）是的*；

　　b）否（时间太短，多数未发生所研究的疾病）。

D.1.3.3 随访的完整性

　　a）随访完整，对所有的研究对象均随访到*；

b）随访率＞80%（评价者自己可以确定一个合适的随访率），少数失访，失访小并对失访者进行了描述分析*；

c）随访率＜80%，对失访者没有进行描述。

d）未描述

注2：*为给分点。NOS量表满分9颗"＊"，5颗"＊"及以上为相对高质量文献。每一项研究在"选择"和"暴露"上的每一个条目最多可以有一个，而在"可比性"上的条目最多可以有两个

D.2 NOS评价标准（病例对照研究）

D.2.1 病例组和对照组的选择

D.2.1.1 病例的定义和诊断是否恰当

a）是的，疾病的定义和诊断是正确、独立和有效的（如至少2名医生共同对病例做出诊断，或至少依据2种或2次的诊断结果；或者查阅了原始记录，如X线、医院病历*；

b）是的，并有联动数据（如根据肿瘤登记数据中的ICD编码来判断是否为病例）或基于自我报告，但无原始记录；

c）没有描述。

D.2.1.2 病例的代表性

a）连续收集且有代表性的病例（如规定时间内患有目标疾病的所有合格病例；或特定饮水供应区的所有病例；或特定医院或诊所、一组医院、健康管理机构的所有病例；或从这些病例中得到的一个合适的样本，如随机样本*；

b）存在潜在的选择性偏倚或者没有阐明。

D.2.1.3 对照的选择

a）社区对照*；

b）医院对照；

c）没有描述。

D.2.1.4 对照的定义

a）没有疾病史（或未发生终点事件＊；

b）没有说明来源；

D.2.2 可比性

a）研究控制了_____（选择最重要的因素，如年龄）（如设计时，病例和对照按年龄匹配；或两组人群的年龄比较无统计学差异）*；

b）研究控制了其他重要的混杂因素（如设计时，病例和对照除按年龄匹配以外，还匹配了其他因素；或两组人群的其他重要混杂因素之间的比较无统计学差异*。

注3：基于设计或分析所得的病例与对照的可比性

D.2.3 暴露

D.2.3.1 暴露的调查和评估方法

a）可靠的记录（例如手术记录）*；

b）在盲法（不清楚谁是病例，谁是对照）的情况下，采用结构化调查获得*；

c）在非盲（已清楚谁是病例，谁是对照）的情况下进行的调查；

d）书面的自我报告或病历记录；

e）无描述。

D.2.3.2 病例和对照的暴露是否采用了相同的确定方法

a）是*；

b）没有。

D.2.3.3 无应答率

a）两组的无应答相同 *；

b）无描述；

c）两组的无应答率不同且没有说明原因。

注4：* 为给分点。NOS 量表满分9颗"*"，5颗"*"及以上为相对高质量文献。每一项研究在"选择"和"暴露"上的每一个条目最多可以有一个，而在"可比性"上的条目最多可以有两个

参 考 文 献

[1] Nazzareno GalièN, Marc Humbert, Jean-Luc Vachiery, et al. 2015 ESC/ERS Guidelines for the diagnosis and treatment of pulmonary hypertension [J]. Eur Respir J. 2015, 46 (4): 903–975.

[2] 谢万木, 黄可, 张泽宇, 等. ESC/ERS《肺动脉高压诊断和治疗指南》解读之定义与分类 [J]. 中华医学杂志, 2016, 96 (10): 827–829.

[3] 陈灏珠, 钟南山. 内科学 [M].8 版. 北京: 人民卫生出版社, 2013.

[4] 荆志成. 2010 年中国肺高血压诊治指南 [J]. 中国医学前沿杂志 (电子版), 2011, 3 (2): 62–80.

[5] 王辰. 肺动脉高压 [M]. 北京: 人民卫生出版社, 2014.

[6] 国家中医药管理局. ZY/T 001.1—94. 中医病证诊断疗效标准 [S]. 江苏: 南京大学出版社, 1995.

[7] 国家技术监督局. GB/T 16751.2—1997. 中医临床诊疗术语·证候部分 [S]. 北京: 中国标准出版社, 1997.

[8] 中华中医药学会. ZYYXH/T 4~49 - 2008. 中医内科常见病诊疗指南·中医病证部分 [S]. 北京: 中国中医药出版社, 2018.

[9] 李思佳. 慢性阻塞性肺疾病合并肺动脉高压中医证素分布特点的研究 [D]. 沈阳: 辽宁中医药大学, 2017.

[10] 王蓓蕾. 肺动脉高压中医证候分布特点及与疾病预后指标相关性的临床研究初探 [D]. 北京: 北京中医药大学, 2017.

[11] 刘晓静, 王平生, 孙尚帛, 等. 慢性肺血栓栓塞性肺动脉高压中医辨证要素及证候分布规律多中心回顾性研究 [J]. 中国中医急症, 2015, 24 (8): 1403–1404.

[12] 杨道文, 韩春生, 李友林, 等. 益气化瘀祛痰法治疗肺心病肺动脉高压 86 例分析 [J]. 北京中医药大学学报, 2006 (5): 358–360. (MINORS 评价条目: 14 分)

[13] 曲妮妮, 刘浩, 马丽佳, 等. 中药复方治疗慢性肺源性心脏病肺动脉高压临床研究 [J]. 中华中医药学刊, 2014, 32 (2): 314–316. (改良的 Jadad 量表: 3 分)

[14] 赵松伟, 丁震环. 通肺泻浊汤佐治 AECOPD 合并肺动脉高压 54 例疗效观察 [J]. 国医论坛, 2015, 30 (2): 44–45. (改良的 Jadad 量表: 3 分)

[15] 张涌彬, 肖超烈. 参芪丹芎饮为主治疗慢阻肺继发肺动脉高压疗效观察 [J]. 实用中医药杂志, 2016, 32 (1): 45–46. (改良的 Jadad 量表: 3 分)

[16] 何绿苑, 臧敏, 赵晨充, 等. 保肺汤为主治疗慢性阻塞性肺疾病伴肺动脉高压 46 例 [J]. 浙江中医杂志, 2017, 52 (5): 332. (改良的 Jadad 量表: 3 分)

[17] 管圆. 行气活血法治疗与呼吸系统疾病或缺氧相关的肺高血压 (气滞血瘀型) 的临床研究 [D]. 山东中医药大学, 2014. (MINORS 评价条目: 13 分)

[18] 赵慧, 张晓霞, 倪海滨, 等. 血府逐瘀汤加味治疗慢性阻塞性肺疾病急性加重合并肺动脉高压的研究 [J]. 现代中西医结合杂志, 2016, 25 (6): 1737–1740. (改良的 Jadad 量表: 3 分)

[19] 胡欣妍. 桃红四物汤对急性肺栓塞发展为慢性血栓栓塞性肺动脉高压症的干预作用 [J]. 中国

中医药科技，2017，24（4）：525－527.（改良的 Jadad 量表：3 分）

［20］杨桥榕. 活血化瘀法治疗慢性阻塞性肺疾病合并肺动脉高压的临床疗效观察［D］. 广州中医药大学，2009.（改良的 Jadad 量表：3 分）

［21］中华中医药学会. ZYYXH/T 6—2008 中医内科常见病诊疗指南中医病证部分·喘病［S］. 北京：中国中医药出版社，2014.

［22］中华中医药学会. ZYYXH/T 6—2008 中医内科常见病诊疗指南中医病证部分·肺胀［S］. 北京：中国中医药出版社，2014.

［23］罗陆一. 温阳利水辨治原发性肺动脉高压验案举隅［J］. 中医药临床杂志，2010，22（6）：535－536.

［24］周明萍，吕佳杰. 真武汤治疗肺动脉高压临床观察［J］. 新中医，2012，44（7）：29－30.（改良的 Jadad 量表：3 分）

［25］杨丽丽，张正义，姜华，等. 苓桂术甘汤治疗低氧性肺动脉高压的临床疗效研究［J］. 中国全科医生，2016，19（28）：3495－3499.（改良的 Jadad 量表：3 分）

［26］喻婷，李国辉，严伟伟，等. 加味苓桂术甘汤联合前列地尔治疗矽肺合并肺心病临床观察［J］. 浙江中西医结合杂志，2017，27（7）：568－570.（改良的 Jadad 量表：3 分）

［27］郑琨，贺洪军，易辉，等. 红花注射液对慢性阻塞性肺疾病急性加重期患者肺动脉高压影响［J］. 现代医药卫生，2016，32（10）：1521－1522.（MINORS 评价条目：14）

［28］杨铁骊，张小方，潘胜军，等. 红花注射液联合前列地尔和西地那非治疗慢性肺心病的肺动脉高压［J］. 中成药，2017，39（1）：40－46.（改良的 Jadad 量表：3 分）

［29］欧阳劲，陈伟. 红花注射液联合法舒地尔治疗慢性肺源性心脏病的临床研究［J］. 深圳中西医结合杂志，2017，27（22）：16－18.（改良的 Jadad 量表：3 分）

［30］唐兰兰，吴成云，王淑君，等. 血塞通注射液降低 COPD 患者肺动脉高压的作用及其机制［J］. 中华中医药学刊，2012，30（9）：2042－2045.（改良的 Jadad 量表：3 分）

［31］欧阳劲，陈伟. 血塞通对慢性阻塞性肺疾病（COPD）合并肺动脉高压患者高凝状态及机械通气时间的影响［J］. 北方药学，2017，14（12）：29－30.（MINORS 评价条目：14）

［32］周玉华，周翠华，曹跃朋，等. 穴位艾灸配合补肺活血胶囊治疗稳定期慢性阻塞性肺疾病并肺动脉高压的临床观察［J］. 武汉大学学报（医学版），2018，39（03）：440－442.（改良的 Jadad 量表：3 分）

［33］中华中医药学会. ZYYXH/T 71—2008 中医内科常见病诊疗指南西医疾病部分·慢性肺源性心脏病［S］. 北京：中国中医药出版社，2014.

［34］Charlotte Bolton. British Thoracic Society guideline on pulmonary rehabilitation in adults. Thorax［J］. 2013，68：ii1－ii30.

［35］荆志成. 肺动脉高压康复指南［M］. 3 版. 北京：人民军医出版社，2006：266－282.

［36］林益华，姜天香. 噻托溴铵联合肺康复措施对稳定期慢阻肺患者肺动脉压力和生活质量的影响［J］. 中国卫生标准管理，2015，6（28）：91－92.（MINORS 评价条目：14 分）

［37］毕见涛，鞠贞会，徐向英，等. 噻托溴铵联合肺康复措施对稳定期慢阻肺患者肺动脉压力和生活质量的影响［J］. 中国医疗前沿，2013，8（20）：11－13.（改良的 Jadad 量表：3 分）

［38］刘建平. 传统医学证据体的构成及证据分级的建议［J］. 中国中西医结合杂志，2007，27

（12）：1061 - 1065.

[39] GRADE Working Group. Grading quality of evidence and strength of recommendations. BMJ 2004；328：1490 - 1497.

ICS 11.120
C 05

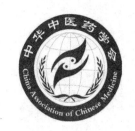

团 体 标 准

T/CACM 1187—2019
代替 ZYYXH/T 15—2008

中医内科临床诊疗指南
暑 温

Clinical guidelines for diagnosis and treatment of internal diseases in TCM
Summer-heat disease

2019-01-30 发布

2020-01-01 实施

中华中医药学会 发布

前　　言（修订）

本指南按 GB/T 1.1—2009 给出的规则起草。

本标准代替了 ZYYXH/T 15—2008 中医内科常见病诊疗指南·暑温，与 ZYYXH/T 15—2008 相比主要技术变化如下：

——增加了范围、术语、中医诊断中的证候诊断等技术内容（见 1、2、3.1.2）；

——修改了定义（见 2，2008 年版的概述部分）；

——增加了适用的西医疾病对象（见 2，2008 年版的概述部分）；

——修改了中医诊断中的病名诊断（见 3.1.1，2008 年版的 1.1）；

——修改了中医辨证分型（见 3.1.2，2008 年版的 2）；

——删除了中医鉴别诊断中的"中暑"（见 2008 年版的 1.2.2）；

——修改了中医鉴别诊断"湿温"和"疫毒痢"的部分描述（见 3.3.1、3.3.2，2008 年版的1.2.1、1.2.3）；

——修改了辨证论治（见 4.1，2008 年版的 2）；

——删除在推荐中药方药组成中具体的用量（见 2008 年版的 2）。

本指南由中华中医药学会提出并归口。

本指南主要起草单位：上海中医药大学附属曙光医院、上海中医药大学附属岳阳中西医结合医院、上海市中医医院、上海市松江区方塔中医医院、浙江省中医院、浙江中医药大学附属第二医院、浙江中医药大学附属第三医院、江西中医药大学附属医院、云南省中医院、河北省沧州中西医结合医院。

本标准主要起草人：熊旭东、何淼、张涛、谢芳。

本标准于 2008 年 7 月首次发布，2019 年 1 月第一次修订。

引　言

　　暑温是夏季常见的季节性、多发性急重症，所涉及的范围较广，中医临床诊治有其自身特点。鉴于原先制定的指南发布多年以来未进行修订，为了更好满足指导临床实践的标准规范作用，特进行修订。

　　本次修订既强调循证支持力度，又注重临床实践的可操作性，以进一步突出标准的规范性和指导性。

　　本指南的修订旨在推荐具有循证医学证据的暑温中医诊疗方法，帮助相关专业临床医师和护理人员进一步提高诊治暑温的规范性和临床疗效。

中医内科临床诊疗指南 暑温

1 范围

本指南提出了暑温的诊断、辨证、治疗、调摄和预防建议。

本指南适用于 18 周岁以上人群暑温的诊断和防治。

本指南适于中医科、急诊/重症医学科、呼吸科、传染病科等相关临床医师使用。

2 术语和定义

下列术语和定义适用于本指南。

2.1

暑温 Summer-heat disease

是夏季感受暑热病邪所致的急性外感热病，起病急骤，初起即见壮热、烦渴、头痛、身痛、多汗等症状；病变过程中极易伤津耗气；变化多端而迅速，易出现呕吐频作、咯血、惊厥、抽搐、昏迷等闭窍动风及津气欲脱的危重证候。本病为具有季节性、临床发病率较高的急重症，常见于西医中暑、流行性乙型脑炎、登革热、夏季流行性感冒等疾病[1-17]。

3 临床诊断

3.1 中医诊断

3.1.1 病名诊断

暑温有明显的季节性，发生于夏季（5 月末至 9 月初），无明显的性别及年龄差异；常见壮热、头痛、呕吐，面赤项强，汗多、烦渴，皮肤斑疹，或尿血便血，甚者神昏抽搐[1-16]。

3.1.2 证候诊断

3.1.2.1 诊断原则

基于《中医内科常见病诊疗指南·中医病证部分》及暑温的临床特征[1-16,18-21]，分轻症重症和暑入卫气营血。

3.1.2.2 轻症

3.1.2.2.1 暑入阳明

壮热，汗多，心烦，头痛且晕，面赤气粗，口渴，齿燥，小便黄短。舌红，苔黄燥，脉洪数或洪大而芤。

3.1.2.2.2 暑伤津气

身热息粗，气短，心烦，口渴，自汗难止，肢倦神疲，小便黄短。舌嫩红，苔薄黄而干，脉细弱无力。

3.1.2.2.3 暑伤肺络

身体灼热，面赤，烦渴，或有头目不清，咳嗽气粗，伴见骤然咯血、鼻衄，舌红苔黄，脉数。

3.1.2.3 重症

3.1.2.3.1 暑入心营

身热烦躁，夜寐不宁，时有谵语，甚或昏迷不语；或卒然昏倒，身热肢厥，气粗如喘，牙关紧闭。舌红绛，脉细数或弦数。

3.1.2.3.2 暑热动风

身灼热，头颈痛，甚或颈项强直，肢体抽搐，牙关紧闭，神志不清，喉间痰壅。舌红苔黄干，脉弦数。

3.1.2.3.3 暑热动血

身体热甚，躁扰不安，甚或神昏谵妄，肌肤斑疹密布，或有皮下瘀斑、齿衄，甚至吐血、便血。舌绛苔焦，脉弦数。

3.2 西医诊断

3.2.1 诊断标准

中暑的西医诊断参照《内科学·中暑》[22]。

流行性乙型脑炎的西医诊断标准参照《中华人民共和国卫生行业标准：流行性乙型脑炎诊断标准》[23]。

登革热的西医诊断标准参照《登革热诊疗指南（2014 年第 2 版）》[17]。

流行性感冒的西医诊断标准参照《中华人民共和国卫生行业标准：流行性感冒诊断标准》[24]。

3.3 中医鉴别诊断

3.3.1 湿温

湿温初起以身热不扬，头痛、恶寒，身重肢倦，胸闷脘痞，苔腻、脉濡或缓等为主症，起病缓慢，病势缠绵，病程较长[1,25]。

3.3.2 疫毒痢

疫毒痢患者在腹痛、腹泻尚未出现时即有壮热、烦躁、面赤气粗，甚则神昏、谵语、痉厥等症状，与暑温相同，但两者相比，疫毒痢比暑温起病更急、演变更迅速，患者可在 1 日内出现壮热、神昏、抽搐、厥脱等；而暑温从初期发展到极期一般为 3 到 5 日[1]。疫毒痢患者粪便检查可见红细胞、白细胞，粪便病原学培养结果阳性。

4 临床治疗与推荐建议

4.1 辨证论治

4.1.1 辨证原则

暑温病是由正气不足，外感暑热病邪而成。暑邪羁留气分，出现津气耗伤，甚或津气欲脱的危重证候。气分暑邪若未及时清解，极易化火内传或直入心营，生痰动风，导致气营（血）两燔，痰热闭窍，风火相煽等严重病变；若暑热之邪内迫血分，则易变生咯血，吐血或内发斑疹。暑温后期，一般表现为邪热渐解，病势已衰但津气未复，而呈现津气两虚或兼余邪留恋的证候。若在病程中动风、闭窍，昏痉时间较长者，则愈后可致痴呆、失语、瘫痪等症[1-16,18-21]。

4.1.2 轻症

4.1.2.1 暑入阳明证

病机：病在阳明气分，暑热毒邪蒸腾。

治法：辛寒清气，涤暑泄热。

推荐方药：白虎汤（《温病条辨》）加味[1-3,7-10,12-21]（Ⅲb 级证据，有选择性地推荐）。

常用药：生石膏、知母、甘草、粳米、芦根、金银花、连翘、荷叶、西瓜翠衣等。

加减：初病邪遏卫表而微恶风寒，身灼热无汗者，加青蒿、香薷、淡豆豉；大便秘结者，加大黄、芒硝；若胸痞、肢倦、呕恶、苔腻者，加竹茹、藿香、佩兰、滑石；若见壮热、汗多，同时也觉背微恶寒、脉洪大而芤者，可加西洋参或太子参。"暑必夹湿"，在暑温气分阶段每见暑湿困阻中焦和暑湿弥漫三焦。若热炽阳明又兼湿困中焦，症见壮热烦渴，多汗尿赤，身重脘闷，脉洪大者，可予白虎加苍术汤（《类证活人书》）[1-3,7-10]（Ⅴ级证据，有选择性地推荐）。若暑湿弥漫三焦，又见身热面赤，耳聋尿赤，脘痞咳嗽，下痢清稀，舌红苔滑者，则选三石汤（《温病条辨》）[1-3,7-10,21]，（Ⅴ级证据，有选择性地推荐）。

推荐中药注射剂：热毒宁注射液[26-29]（Ⅰb 级证据，有选择性地推荐）。

4.1.2.2 暑伤津气证

病机：暑热毒邪郁蒸，伤津耗气。

治法：清热涤暑，益气生津。

推荐方药：王氏清暑益气汤（《温热经纬》）[1-3,7-10,12-21,30]加减（Ⅰb级证据，推荐使用）。

常用药：西洋参、石斛、麦冬、黄连、竹叶、荷梗、知母、西瓜翠衣、粳米、甘草等。

加减：若暑热毒邪较重，发热甚、面红赤、渴喜冷饮者，加生石膏、金银花、连翘、天花粉；若暑热毒邪轻而津气耗伤甚，去黄连，加北沙参、玄参、玉竹；若出现身热骤退、汗出不止、喘促欲脱、脉散大者，为津气欲脱之危重证候，应予益气敛津、生脉固脱，可在方中去黄连、知母、竹叶、荷梗，加入五味子、沙参。

推荐中药注射剂：生脉注射液[31,32]（Ⅱb级证据，有选择性地推荐）。

4.1.2.3 暑伤肺络证

病机：暑热伤肺，迫血妄行。

治法：凉血解毒，清络宣肺。

推荐方药：犀角地黄汤（《温病条辨》）合银翘散（《温病条辨》）[9-10]加减（Ⅴ级证据，有选择性地推荐）。

常用药：水牛角（先煎）、生地黄、生白芍、牡丹皮、金银花、连翘、竹叶、桔梗、牛蒡子、白茅根、仙鹤草、甘草等。

加减：咳嗽频频，痰稠带血丝者，生白芍，加杏仁、瓜蒌；高热、烦躁者，加生石膏、黄芩；咯血量多者，加三七粉、大黄（后下）。

推荐中药注射剂：喜炎平注射液[33-35]（Ⅰb级证据，有选择性地推荐）。

4.1.3 重症

4.1.3.1 暑入心营证

病机：暑入营血，心神被扰，内闭心包，营热阴伤。

治法：凉营泄热，清心开窍。

推荐方药：清营汤（《温病条辨》）加味[1,7-10,12,14,21]（Ⅲb级证据，有选择性地推荐）。

常用药：水牛角（先煎）、生地黄、竹叶心、麦冬、莲子心、金银花、连翘、玄参、生石膏、栀子等。

加减：邪陷心包，神昏谵语者，加服安宫牛黄丸（《温病条辨》）[1,7-10]（Ⅴ级证据，有选择性地推荐）；兼阳明腑实，大便秘结者，加大黄（后下）；神昏痉厥者，加紫雪丹（《太平惠民和剂局方》）[1,7-10]（Ⅴ级证据，有选择性地推荐），亦可与白虎汤同用；若因卒中暑热毒邪而骤然窍闭昏厥者，则应急予开窍辟秽解毒，服用行军散（《霍乱论》）[1,7-10]（Ⅴ级证据，有选择性地推荐）；若手足躁动，甚至抽搐者，可加钩藤、地龙；若昏迷不语、喉中痰鸣者，加石菖蒲、郁金、天竺黄。

若患者神昏无法口服药物或不能耐受经胃管鼻饲药物，可予大承气汤（《伤寒论》）加减灌肠（专家共识意见，Ⅴ级证据，有选择性地推荐）。常用药物：生大黄，枳实，厚朴，芒硝（烊化冲入）等。

推荐中药注射剂：醒脑静注射液[21,36-39]（Ⅰb级证据，有选择性地推荐）。

4.1.3.2 暑热动风证

病机：暑热毒火亢盛，内陷厥阴，引动肝风，内扰神明。

治法：清泄暑热，凉肝息风定痉。

推荐方药：羚角钩藤汤（《通俗伤寒论》）[1,7-10,14-16,21]加减（Ⅴ级证据，有选择性地推荐）。

常用药：羚羊角粉、钩藤、桑叶、菊花、川贝母、生地黄、生白芍、竹茹、生甘草、茯神木、夏枯草、生石膏（先煎）等。

加减：口渴、唇焦者，加天花粉、芦根；抽搐频频，难以控制者，加僵蚕、地龙、全蝎、蜈蚣；热毒甚，加金银花、连翘。

推荐中药注射剂：清开灵注射液[40-42]（Ⅲa级证据，有选择性地推荐）。

4.1.3.3 暑热动血证

病机：暑热火毒燔灼血分，闭窍动血。

治法：清热解毒，凉血开窍。

方药：神犀丹（《温热经纬》）合清瘟败毒饮（《疫疹一得》）[7-10,13,15-16,18-21]加减（Ⅴ级证据，有选择性地推荐）。

常用药：水牛角（先煎）、石菖蒲、黄芩、黄连、连翘、金银花、牡丹皮、赤芍、知母、生地黄、板蓝根、玄参、紫草、生石膏（先煎）、竹叶、甘草、桔梗、淡豆豉等。

加减：兼头痛、颈硬、手足抽搐者，加羚羊角粉、钩藤、地龙；喉中痰声漉漉者，加天竺黄、胆南星、猴枣散（冲服）；出血症状严重，斑疹鲜红者，加仙鹤草、白茅根、侧柏叶。

推荐中药注射剂：血必净注射液[43-44]（Ⅱb级证据，有选择性地推荐）。

4.2 善后调治

暑温后期，暑热久羁，可波及心肾而致水火不济。症见：心热烦躁，消渴不已，麻痹，舌红，苔薄黄或薄黑而干，脉细数。治宜清心火、滋肾水，方用连梅汤（《温病条辨》）[1,7-10,12,18]（Ⅴ级证据，有选择性地推荐）。

若病久不解，余邪未净，痰瘀滞络，闭阻机窍。症见：身热不甚，久留不退，神情呆钝，终日昏睡或痴呆不语，或手足拘挛，肢体强直，当清透余热、化痰祛瘀搜络，方用三甲散（《瘟疫论》）[1,7-10,18]（Ⅴ级证据，有选择性地推荐）。

4.3 其他疗法

4.3.1 食疗

a）津气耗伤，阴虚较甚者，可用枸杞子、生地黄、太子参炖汤食用，或人参末和熟粳米粉拌匀后以开水食用[1]（Ⅴ级证据，有选择性地推荐）。

b）夹湿邪者，可予鲜藿香、鲜佩兰、鲜荷叶煎水代茶，夹湿夹痰者，可予陈皮煎煮取汁，将汁与薏苡仁煮粥食用[1]（Ⅴ级证据，有选择性地推荐）。

4.3.2 针刺疗法

4.3.2.1 体针疗法

高热无汗或少汗者，取穴大椎、曲池；有汗或汗多者，取穴复溜、曲池，或点刺少商、商阳及十宣，放血少许；手足抽动、牙关紧闭者，取穴太阳、印堂、水沟、合谷、太冲、内关、后溪、风池、曲池、劳宫、外关、涌泉，一般应用强刺激；烦躁谵语、神昏不清者，取穴水沟、十宣、合谷、太冲、大椎、内关、丰隆、涌泉；汗出肢厥、喘急昏迷、不省人事者，取穴素髎、内关、水沟、中冲、涌泉、足三里；意识不清、痴呆不语者，取穴风池、风府、百会、神庭、印堂、水沟、合谷；四肢弛缓性瘫痪者，取穴曲池、肩髃、环跳、阳陵泉；四肢强直者，取穴风府、曲泽、尺泽、委中、太冲；失语者，取穴哑门；吞咽困难者，取穴天突[1,21]（Ⅲb级证据，有选择性地推荐）。

4.3.2.2 耳针疗法

高热者，取穴肾上腺、内分泌、心、枕、皮质下、神门；手足抽动、牙关紧闭者，取穴皮质下、枕、心、肝、神门；神志不清者，取穴心、皮质下、神门、脑点、交感；厥脱者，取穴肾上腺、升压点、皮质下、心；每次选取3~4穴，毫针强刺激[1]（Ⅴ级证据，有选择性地推荐）。

4.4 预防与调护

4.4.1 预防

加强身体锻炼，注意摄生调养，以免精气受损，增强机体抗病能力。注意灭蚊，做好个人卫生与环境卫生；注意防暑降温，盛夏之季可服用预防性药物，如大青叶、板蓝根水煎服，或土茯苓、马鞭草水煎服；应控制暑热毒邪传染，对暑温之传染病患者注意隔离治疗。

4.4.2 调护

饮食宜清淡、富有营养、易消化。多选择流质或半流质饮食，配合清暑饮料，如西瓜露、金银花露、绿豆汤、冬瓜汤等。保持床铺清洁，昏迷者要防止褥疮发生。

附录 A

（资料性附录）

指南质量方法学策略

A.1 临床证据的检索策略

利用万方数据库（1998 年 1 月至 2015 年 6 月，后根据项目进展需要扩充至 2016 年 9 月）和中国期刊全文数据库（1990 年 1 月至 2015 年 6 月，后根据项目进展需要扩充至 2016 年 9 月）的检索平台，检索关键词为"暑热、暑温、暑邪"及相关西医疾病名；并利用已检索到的文献的引文线索查阅 1990 年前的文献。同时利用中医古籍知识库检索古代医学文献。共检索了现代文献 92 篇，古代和近代医籍文献 19 部（篇）。

A.2 质量评价和证据强度

A.2.1 文献质量评价

对于检索到的临床文献按以下方法分别做出文献评价。

a）随机临床试验的评价：结合 Cochrane 偏倚风险评价工具评价，选出采用改良 Jaded 量表评分大于等于 3 分的文献作为指南的证据（Jadad 量表见附录 B）。文献总体质量一般，Jaded 评分大于 3 分的有 15 篇。

b）非随机临床试验的评价：采用 MINORS 条目评分。评分指标共 12 条，每一条分为 0 ~ 2 分，前 8 条针对无对照组的研究，最高分为 16 分；后 4 条一起针对有对照组的研究，最高分共 24 分。0 分表示未报道；1 分表示报道了但信息不充分；2 分表示报道了且提供了充分的信息。选择总分大于等于 13 分的文献作为治疗性建议证据（MINORS 条目见附录 C）。文献总体质量较差，MINORS 评分大于 13 分的有 2 篇。非随机临床试验的判定标准：指受试对象以非随机的方式进行了分组或者施以某种干预过程。对于分组方式为交替法或根据某项特征选择性分组，定义为非随机。

A.2.2 证据评价分级

参照牛津大学循证医学中心的医学证据等级标准，结合中国刘建平教授提出的传统医学分级标准，对证据等级评价分级（见表 A.1），并依据文献研究的结果，经过专家意见征询等，形成推荐建议。

A.3 推荐等级

参照证据分级工作组提出的推荐分级：

推荐使用：有充分的证据支持其治疗，应当使用（基于 Ⅰ 级证据）；

有选择性地推荐：有一定的证据支持，但不够充分，在一定条件下可以使用（基于 Ⅱ、Ⅲ 级证据）；

建议不要使用：大多数证据表明效果不良或弊大于利（基于 Ⅱ、Ⅲ 级证据）；

禁止使用：有充分的证据表明无效或明显地弊大于利（基于 Ⅰ 级证据）。

A.4 指南工具的评价

AGREE 评测结果：包括临床领域和方法学方面的专家共计 4 位评估员，运用 AGREE Ⅱ 对本指南进行评价。4 位专家对指南总体评价分值为：100％，并愿意推荐使用该指南。

表 A.1 证据等级标准

分级	设计类型或判别标准
Ⅰa	同质性良好的随机对照试验的系统评价;由随机对照试验、队列研究、病例对照研究、病例系列这 4 种研究中至少 2 种不同研究构成的证据体,且不同研究结果的效应一致
Ⅰb	可信区间狭窄的单个随机对照试验;具有足够把握的单个随机对照试验
Ⅰc	全或无证据
Ⅱa	同质性好的队列研究的系统评价;半随机对照研究或队列研究
Ⅱb	单个的队列研究,或低质量的随机对照试验,如失访率 >20%;病例对照试验
Ⅱc	结局研究、生态学研究
Ⅲa	同质性良好的病例对照研究的系统评价;历史性对照的病例系列
Ⅲb	单个病例对照研究;自身前后对照的病例系列
Ⅳ	病例系列、低质量的队列或病例对照研究;长期在临床上应用的病例报告和历史记载的疗法
Ⅴ	未经严格评价的专家观点,生理或基础研究;未经系统研究验证的专家观点和临床试验,以及没有长期在临床上广泛运用的病例报告和历史记载的疗法

附录 B

（资料性附录）

改良的 Jadad 评分量表

项目（item）	评分（score）	依据（reasons）
随机序列的产生（random squence production）		
恰当（adequate）	2	计算机产生的随机数字或类似方法
不清楚（unclear）	1	随机试验但未描述随机分配的方法
不恰当（inadequate）	0	采用交替分配的方法如单双号
分配隐藏（allocation concealment）		
恰当（adequate）	2	中心或药房控制分配方案，或用序列编号一致的容器、现场计算机控制、密封不透光的信封或其他使临床医生和受试者无法预知分配序列的方法
不清楚（unclear）	1	只表明使用随机数字表或其他随机分配方案
不恰当（inadequate）	0	交替分配、病例号、星期日数、开放式随机号码表、系列编码信封及任何不能防止分组的可预测性的措施
盲法（blind method）		
恰当（adequate）	2	采用了完全一致的安慰剂片或类似方法
不清楚（unclear）	1	试验陈述为盲法，但未描述方法
不恰当（inadequate）	0	未采用双盲或盲的方法不恰当，如片剂和注射剂比较
撤出或退出（withdrawal）		
描述了（description）	1	描述了撤出或退出的数目和理由
未描述（undescribed）	0	未描述撤出或退出的数目或理由

注：改良后 Jadad 量表（1~3 分视为低质量，4~7 分视为高质量）

附录 C

（资料性附录）

MINORS 评价条目（适用于非随机对照试验）

序号	条目	提 示
1	明确地给出了研究目的	所定义的问题应该是精确的且与可获得文献有关
2	纳入患者的连贯性	所有具有潜在可能性的患者（满足纳入标准）都在研究期间被纳入了（无排除或给出了排除的理由）
3	预期数据的收集	收集了根据研究开始前制订的研究方案中设定的数据
4	终点指标能恰当地反映研究目的	明确解释用来评价与所定义的问题一致的结局指标的标准。同时，应在意向性治疗分析的基础上对终点指标进行评估
5	终点指标评价的客观性	对客观终点指标的评价采用评价者单盲法，对主观终点指标的评价采用评价者双盲法。否则，应给出未行盲法评价的理由
6	随访时间是否充足	随访时间应足够长，以使得能对终点指标及可能的不良事件进行评估
7	失访率低于5%	应对所有的患者进行随访。否则，失访的比例不能超过反映主要终点指标的患者比例
8	是否估算了样本量	根据预期结局事件的发生率，计算了可检测出不同研究结局的样本量及其95%可信区间；且提供的信息能够从显著统计学差异及估算把握度水平对预期结果与实际结果进行比较
9～12 条适用于评价有对照组的研究的附加标准			
9	对照组的选择是否恰当	对于诊断性试验，应为诊断的"金标准"；对于治疗干预性试验，应是能从已发表研究中获取的最佳干预措施
10	对照组是否同步	对照组与试验组应该是同期进行的（非历史对照）
11	组间基线是否可比	不同于研究终点，对照组与试验组起点的基线标准应该具有相似性。没有可能导致使结果解释产生偏倚的混杂因素
12	统计分析是否恰当	用于计算可信区间或相对危险度（RR）的统计资料是否与研究类型相匹配

注：评价指标共12条，每一条分为0～2分。前8条针对无对照组的研究，最高分为16分；后4条与前8条一起针对有对照组的研究，最高分共24分。0分表示未报道；1分表示报道了但信息不充分；2分表示报道了且提供了充分的信息

参 考 文 献

[1] 中华中医药学会. ZYYXH/T 4～49－2008. 中医内科常见病诊疗指南·中医病证部分 [S]. 北京：中国中医药出版社，2008.

[2] 程芝田. 医法心传 [M]. 清光绪 11 年（1885 年）刻本影印版.

[3] 张鹤腾. 伤暑全书 [M]. 周仲瑛主编. 中医古籍珍本集成（续）——内科卷. 长沙：湖南科学技术出版社，2014.

[4] 邓铁涛. 温病学说的发生与成长 [J]. 中医杂志. 1959，5：6－10.

[5] 乔富渠. 暑温是急症诊治须谨慎 [J]. 现代中医药，1983，6：28－29.

[6] 单书健. 关于暑温几个问题的商榷 [J]. 吉林中医药，1980，11：72－75.

[7] 万本善. 暑病 [J]. 福建中医药，1982，4：36－39.

[8] 王笈. 暑温概述 [J]. 山西中医，1987，8（8）：54－55.

[9] 邓铁涛. 暑病专题讲座第七讲暑温 [J]. 新中医，1990（1）：39－40＋33.

[10] 周丽雅. 中医温病学——暑温病提要 [J]. 中国中医药现代远程教育，2004，2（6）：6－8.

[11] 周丽雅. 中医温病学——伏暑病提要 [J]. 中国中医药现代远程教育. 2005，3（2）：20－21.

[12] 陆文彬. 吴鞠通有关暑病论治之研讨 [J]. 吉林中医药. 1982，3（1）：6－8，13.

[13] 张洁，邹纯朴. 近现代医家对《内经》暑病理论的发挥浅析 [J]. 上海中医药大学学报. 2012，26（6）：24－26.

[14] 杨逸淦，刘耀岽，柯丽萍. 岭南近代名医梁子居温病学术思想浅析 [J]. 新中医. 2013，45（1）：168－169.

[15] 邵学鸿. 温病学辨析 [J]. 辽宁中医药大学学报. 2013，15（4）：139－142.

[16] 许冠恒.《医门棒喝初集》温病学思想初探 [J]. 山东中医药大学学报. 2014，38（1）：46－48.

[17] 中华人民共和国国家卫生和计划生育委员会. 登革热诊疗指南（2014 年第 2 版）[J]. 传染病信息，2014，27（5）：262－265.

[18] 月辰. 暑温气分阶段及秋燥初中末三期的治则辨识 [J]. 中医药学刊，2004，22（2）：201.

[19] 王荣，牛阳. 叶天士治疗温病辨证方法探讨 [J]. 江苏中医药. 2010，42（9）：6－7.

[20] 杨逸淦，袁旺贵，徐小帆. 从"太阳中暍"谈仲景治暑法对临证的启示 [J]. 时珍国医国药. 2009，20（6）：1549－1550.

[21] 郑宏，刘清泉. 中医药治疗中暑的临床进展 [J]. 中国中医急症. 2012，21（2）：258－260.

[22] 叶任高. 内科学 [M].6 版. 北京：人民卫生出版社，2004：992－995.

[23] 中华人民共和国卫生部. 中华人民共和国卫生行业标准 [S]. 北京：人民卫生出版社，2008：360－366.

[24] 中华人民共和国卫生部. 中华人民共和国卫生行业标准：WS285－2008 流行性感冒诊断标准 [S]. 北京：人民卫生出版社，2008.

[25] 杨莹洁. 湿温病浅析 [J]. 光明中医. 2010，25（2）：175－177.

[26] 徐理，于烨华，张国兵. 热毒宁注射液联合奥司他韦治疗流行性感冒疑似患者疗效观察 [J].

现代中西医结合杂志, 2010, 19 (30): 3264.

[27] 张诗元. 热毒宁注射液治疗流行性感冒疗效观察 [J]. 长春中药大学学报, 2012, 28 (3): 473 – 474.

[28] 吕苏, 周荣斌. 热毒宁注射液治疗重症中暑的临床观察 [J]. 中国临床医生, 2014, 42 (5): 48 – 50.

[29] 杨忠奇, 冼绍祥, 刘南, 等. 热毒宁注射液治疗普通型登革热的有效性及安全性临床研究[J]. 中药新药与临床药理, 2016, 27 (1): 135 – 138.

[30] 朱荣长. 清暑益气汤治疗中暑合并多器官功能障碍临床研究 [J]. 临床和实验医学杂志, 2006, 5 (10): 1620 – 1621.

[31] 祝志勇. 生脉注射液联合西药治疗气阴两亏型中暑疗效分析 [J]. 现代医药卫生, 2014, 30 (6): 926 – 927.

[32] 郭燕来, 姚坚贞, 杨素娟. 中西医结合治疗登革热疗效对比 [J]. 中医诊疗标准前研究, 2016, 7 (17): 144 – 146.

[33] 涂晋文, 董梦久, 刘志勇, 等. 喜炎平注射液治疗流行性乙型脑炎临床观察 [J]. 南京中医药大学学报. 2012, 28 (5): 434 – 436.

[34] 董梦久, 李耘, 刘志勇, 等. 中西医结合治疗流行性乙型脑炎临床观察 [J]. 湖北中医药大学学报, 2014, 16 (3): 66 – 68.

[35] 莫洁庭, 蔡晓燕. 喜炎平与利巴韦林用于治疗登革热病患者的临床疗效比较 [J]. 抗感染药学, 2016, 13 (2): 375 – 377.

[36] 梁惕湖, 卢罗生. 干扰素-α 联合醒脑静治疗流行性乙型脑炎等疗效观察 [J]. 广东药学, 2004, 14 (2): 44 – 45.

[37] 张桂琴. 醒脑静注射液佐治流行性乙型脑炎疗效观察 [J]. 内蒙古中医药, 2010, 27 (24): 38 – 39.

[38] 董梦久, 李耘, 刘志勇, 等. 醒脑静注射液治疗重型流行性乙型脑炎临床观察 [J]. 光明中医, 2013, 28 (4): 682 – 684.

[39] 阎丽珠. 醒脑静注射液治疗重症中暑疗效观察 [J]. 中国中医急症, 2004, 13 (10): 655.

[40] 翟洪. 中医药治疗登革热 20 例报告 [J]. 中医杂志, 1996, 37 (4): 233 – 234.

[41] 何光虹, 赵英凯, 童元元. 近 60 年中医药治疗流行性乙型脑炎文献计量分析 [J]. 中国中医药信息杂志, 2012, 19 (7): 20 – 23.

[42] 田景平, 吕爱平, 郑光, 等. 基于文本挖掘的流行性乙型脑炎用药规律研究 [J]. 中国中医药信息杂志, 2013, 20 (7): 21 – 23, 48.

[43] 宋淑玲. 血必净注射液治疗重度中暑相关肾损伤临床观察 [J]. 中国中医急症, 2011, 20 (3): 374, 388.

[44] 张沛, 谭行华, 张复春, 等. 中西医结合治疗登革热临床研究 [J]. 中国中医急症, 2014, 23 (8): 1403 – 1405.

ICS 11.120
C 05

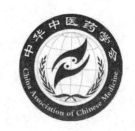

团 体 标 准

T/CACM 1198—2019

中医内科临床诊疗指南
上气道咳嗽综合征

Clinical guidelines for diagnosis and treatment of internal diseases in TCM
Upper airway cough syndrome

2019-01-30 发布
2020-01-01 实施

中华中医药学会 发布

前　言

本指南按照 GB/T 1.1—2009 给出的规则起草。

本指南由中华中医药学会提出并归口。

本指南主要起草单位：江苏省中医院、广东省中医院、江西省中医院、安徽省中医院、上海中医药大学附属曙光医院、浙江省中医院、北京中医药大学第三附属医院、四川大学华西医院、苏州市中医院、福建省漳州市中医院等。

本标准主要起草人：史锁芳、林琳、徐静、薛汉荣、张念志、张炜、王真、崔红生、毛兵、孙钢、洪敏俐、关卓瑜。

引　　言

　　本指南为国家中医药管理局立项的"2014 年中医药部门公共卫生补助资金中医药标准制修订项目"之一，项目负责部门中华中医药学会，在中医临床指南制修订专家总指导组和中医呼吸科专家指导组的指导、监督下实施。修订过程与任何单位、个人无利益关系。

　　上气道咳嗽综合征是慢性咳嗽中常见病因之一，西医主要以对症治疗为主，治疗效果欠佳。中医从整体观念出发，通过辨证论治能明显缓解其症状，并改善预后。目前，中医治疗本病的理法方药体系尚未确立，制订上气道咳嗽综合征中医诊疗指南的主要目的是为本病的中医治疗提供辨证思路和有循证医学证据的治疗方法，指导临床医师、护理人员规范使用中医药进行实践活动。

　　本指南由中华中医药学会组织，在中医临床指南制修订专家指导组和中医呼吸病专家指导组的指导、监督下实施，文献评价小组确定筛选证据的标准，通过检索 CNKI、万方数据库、MEDLINE 等国内外数据库，筛选出符合纳入标准的文献共 139 篇，并进行文献质量评价及证据分级，根据证据级别达成专家共识，并提出推荐意见，初步制定出上气道咳嗽综合征中医临床诊疗指南。

　　本指南是根据中医对上气道咳嗽综合征的中医药临床研究成果并结合古代经典医籍方药及专家经验制定而成，提供以中医药为主要内容的诊断和治疗建议。

中医内科临床诊疗指南　上气道咳嗽综合征

1　范围

本指南提出了上气道咳嗽综合征的诊断、中医辨证、中医治疗、预防和调护建议。

本指南主要适用于 18 周岁以上人群上气道咳嗽综合征的诊断和中医辨证治疗（儿科 14 岁以上儿童可参照本指南）。

本指南适于中医肺病科、中医科、基层全科中医师等相关科室临床医师使用。

2　术语与定义[1-3]

下列术语和定义适用于本指南。

2.1

上气道咳嗽综合征　Upper airway cough syndrome，UACS

又称鼻后滴漏综合征（postnasal drip syndrome，PNDS），本病是由鼻及鼻窦、咽喉病变引起的以咳嗽为主要症状的综合征，伴或不伴鼻后滴漏（postnasal drip，PND），咳嗽常超过 8 周，是引起慢性咳嗽最常见的一组疾病。

3　临床诊断[1-3]

3.1　西医诊断

上气道咳嗽综合征西医诊断参照 2009 年中华中医药学会发布的《咳嗽的诊断与治疗指南》[1-3]。

UACS 是由鼻及鼻窦、咽喉病变引起的以咳嗽为主要症状的综合征，伴或不伴鼻后滴漏，常可表现为慢性咳嗽，诊断需结合病史、体格检查和相关实验室检查综合判断。

3.1.1　病史

患者可有涉及鼻、鼻窦、咽、喉等部位的多种基础疾病，如：鼻炎、鼻窦炎（伴或不伴鼻息肉）、变应性或非变应性咽炎、喉炎、慢性扁桃体炎等。

3.1.2　临床表现

本病症状可见咳嗽、无痰或咯痰。可伴有鼻塞、频繁清嗓、咽后黏液附着、鼻后滴流感、鼻痒、打喷嚏、流涕、嗅觉障碍；咽痒、咽痛、咽部异物感或烧灼感，声音嘶哑等鼻咽部症状。

本病由鼻部基础疾病导致的可见鼻黏膜肿胀，或有充血，或鼻腔分泌物增多；由咽部基础疾病导致的可见咽部黏膜充血，或有咽后壁淋巴滤泡增生，或咽后壁附有黏脓性分泌物。本病患者两肺呼吸音清或粗，无干湿啰音。

3.1.3　实验室检查

胸部影像学检查无明显异常。

有鼻部症状者，可行鼻内镜或鼻窦 CT、MRI 检查。

有咽喉部症状者，可行喉镜检查。

注意排除鼻咽部新生物，尤其是恶性肿瘤引起的上气道咳嗽综合征。

如需与其他慢性咳嗽相鉴别，可行气道反应性测定、变应原检查、食管测压及 24 小时食管 pH 值监测、分泌物细菌培养及脱落细胞学检查等。

3.2　中医诊断

3.2.1　病名诊断

咳而有声，或伴咯痰。由外感引发者，多起病急、病程短，常伴恶寒发热等表证；由外感反复发作或其他脏腑功能失调引发者，多病程较长，可伴鼻咽喉部或其他脏腑失调的症状。

3.2.2 证候诊断[4-10]

本病有其独特的临床表现，且有鲜明的病位结构层次特征，临床以咳嗽或咳痰为主要表现。本病既有鼻部症状（鼻痒、鼻塞、流涕、喷嚏等），又有咽喉部症状（咽痒不适、咽喉部滴漏感、口咽黏液附着、频繁清喉等），由于病邪性质的不同、侵袭部位的次第侧重以及病理演变的不同，可出现明显鼻症、鼻咽（喉）同病或咽喉症等不同症情。病因病机相对复杂，可涉及风、热、湿、痰、瘀；病位涉及鼻、咽、支气管等，可关乎肺、脾、胃等脏腑；病机为鼻咽不利、肺气上逆。

3.2.2.1 风邪恋肺证

咳嗽、咳声嘶哑，无痰或少痰，咽痒或伴咽痛，鼻痒，流涕，头痛，可伴怕风或遇风加重，苔薄，脉浮或脉弦。

兼寒者（风寒证）可见鼻塞，流清涕，痰色稀白，恶寒，苔薄白，脉浮紧。兼热者（风热证）可见流脓涕，咽喉干燥灼热，口渴，咯吐黄痰，大便干，舌边尖红，苔薄黄，脉浮数或浮滑。兼燥者（风燥证）温燥可伴见咽干，鼻燥，无痰或痰少黏难咯，或见血丝，舌质红，舌苔薄干少津或有剥脱，脉浮数。凉燥可见有鼻塞、轻恶风、头痛、咳痰不爽等。

3.2.2.2 痰湿蕴肺证

咳嗽痰多，因痰而嗽，痰出则咳缓，每于清晨或食后咯痰尤甚，咽有黏痰附着感，鼻流黏涕，胸闷，脘腹胀满，纳差，大便时溏，舌苔白腻，脉濡或滑。

兼痰饮者，可见咯清稀白痰及流清稀鼻涕，嗅觉减退，面色㿠白，舌质淡有齿印，苔薄白润，脉沉细；兼痰热者，可见痰质黏厚或稠黄，或有（热）腥味，或痰中带血，鼻流黏涕，咽干，咽有灼热感，面赤，或有身热，口干欲饮，舌质红，苔薄黄腻，脉滑数；兼湿热者，可见痰多或少，鼻涕黄浊而量多，咽及口干而黏，或恶心欲吐，舌质红，苔黄腻，脉濡或滑；兼痰瘀者，可见咳嗽迁延日久，咽部有痰阻感或异物感，时有清嗓，痰少不易咯出，可伴胸闷、可伴声音嘶哑，舌质暗滞，可有瘀点或瘀斑，脉涩。

3.2.2.3 肺气不足证

咳嗽无力，咽有异物感，声音嘶哑，少气懒言，鼻涕白稀，可伴嗅觉减退，遇风寒易于喷嚏，自汗，面白怕风，神疲乏力，舌质淡，苔薄白，脉细弱。

肺气虚损及阳，伴见痰白清稀，怕冷、四肢发凉，舌质淡胖，脉沉细。

3.2.2.4 肺阴不足证

干咳，咳声短促，口鼻咽干，午后潮热，盗汗，手足心热，大便干结，舌质红，舌苔少，或舌有裂纹，脉细数。

日久可兼见声低，自汗，遇风喷嚏等肺气虚表现。

3.3 鉴别诊断

上气道咳嗽综合征需要与胸部影像学检查正常的亚急性咳嗽及慢性咳嗽中的其他疾病相鉴别：

3.3.1 感染后咳嗽

咳嗽多为刺激性干咳，一般持续 3~8 周，可自行缓解，鼻后滴漏感和咽部不适的症状不明显。

3.3.2 咳嗽变异型哮喘

长期顽固性干咳，刺激性气味、冷空气可诱发，鼻后滴漏感和咽部不适的症状不明显，春秋多发，患者可有湿疹、过敏性鼻炎等病史，应用糖皮质激素、β2 受体激动剂可缓解，血常规可见外周嗜酸性粒细胞增高，支气管激发或舒张试验可阳性。

3.3.3 胃食管反流性咳嗽

咳嗽与进食有关，伴嗳气，反酸，胸骨后烧灼感，经抗反流治疗后咳嗽缓解或消失，鼻后滴漏感和咽部不适的症状不明显。食管 24 小时 pH 值监测 Demeester 积分≥12.70 和（或）酸碱液（SAP）≥75%。

3.3.4 嗜酸粒细胞性支气管炎

痰细胞学检查嗜酸粒细胞比例≥0.03，鼻后滴漏感和咽部不适的症状不明显，口服或吸入糖皮质激素有效。

3.3.5 药物引起的咳嗽

停用有副作用导致咳嗽的药物（如：高血压患者停用血管紧张素转换酶抑制剂）后咳嗽减轻或消失。

4 临床治疗与推荐建议

4.1 分型论治

4.1.1 风邪恋肺证

病机：风邪犯肺，鼻咽不利，肺失宣降。

治法：疏风宣肺，利咽通窍。

推荐方药1：止嗽散[11]（《医学心悟》）（Ⅰ级证据，推荐使用；推荐级别：B）合苍耳子散（《严氏济生方》）。

常用药：荆芥、桔梗、紫菀、蒸百部、白前、陈皮、苍耳子、辛夷、薄荷（后下）、浙贝母、菊花、生甘草等。

推荐方药2：疏风宣肺、化痰利咽方[12]加减（Ⅰ级证据，推荐使用；推荐级别：B）。

常用药：荆芥、桔梗、麻黄、苦杏仁、僵蚕、白前、浙贝母、远志、甘草、桑白皮、蛤壳等。

加减：兼寒（风寒证），治以疏风散寒、宣肺通窍，可加用金沸草散（《千金翼方》）[13]；兼热（风热证），治以疏风清热、通窍利咽，可加用桑菊饮（《温病条辨》）；兼燥（风燥证），治以疏风润燥、化痰利咽。对于温燥可选用桑杏汤（《温病条辨》）加减；对于凉燥可选用杏苏散（《温病条辨》）[14]加减（以上选方为Ⅱ级～Ⅲ级证据，有选择性地推荐；推荐级别：C～D）。

推荐中成药：苏黄止咳胶囊[15]（Ⅳ级证据，有选择性地推荐；推荐级别：E）。1次3粒，1日3次，口服。

4.1.2 痰湿蕴肺证

病机：痰湿内蕴，咽喉不利，肺失宣肃。

治法：燥湿化痰，散结利咽。

推荐方药：六安煎（《景岳全书》）合桔梗汤（《伤寒论》）加减（Ⅲ级证据，有选择性地推荐；推荐级别：D）。

常用药：法半夏、陈皮、茯苓、甘草、苦杏仁、白芥子、桔梗等。

加减：兼痰饮者，治以温肺化饮、益气通窍，可加用苓甘五味姜辛汤（《金匮要略》）加减；兼痰热者，治以清热化痰、肃肺通窍，可选用清金化痰汤（《医学统旨》）加减；兼湿热者，治以清热化湿、利咽宣肺，可选甘露消毒丹[16]（《医效秘传》）加减；兼痰瘀者，治拟化痰祛瘀、散结利咽，可选半夏厚朴汤[17]（《金匮要略》）合会厌逐瘀汤[18]（《医林改错》）加减（以上选方为Ⅱ级～Ⅲ级证据，有选择性地推荐；推荐级别：C～D）。

4.1.3 肺气不足证

病机：久咳耗气，肺脾两虚。

治法：益气养肺，健脾通窍。

推荐方药：玉屏风散（《丹溪心法》）、六君子汤（《医学正传》）合苍耳子散（《济生方》）加减（Ⅲ级证据，有选择性地推荐；推荐级别：D）。

常用药：黄芪、党参、白术、防风、陈皮、法半夏、茯苓、苍耳子、辛夷、白芷、浙贝母等。

加减：肺气虚损及阳，可加温阳宣肺之药，选用麻黄附子细辛汤（《伤寒论》）等（Ⅲ级证据，有选择性地推荐；推荐级别：D）。

推荐中成药：玉屏风胶囊[19]（Ⅰ级证据，推荐使用；推荐级别：B）。1次2粒，1日3次。

4.1.4 肺阴亏耗证

病机：久咳伤津，肺阴不足。

治法：养阴润肺，利咽凉血。

推荐方药：养阴清肺汤（《重楼玉钥》）[20]（Ⅲ级证据，有选择性地推荐；推荐级别：D）。

常用药：地黄、麦冬、玄参、生甘草、薄荷（后下）、川贝母、牡丹皮、白芍等。

加减：兼肺气虚证，可加补肺益气药物，如党参、制黄精、五味子等。

4.2 其他治疗

4.2.1 体针疗法[24]

治疗原则：实证针用泻法，虚证针用平补平泻。

主穴：肺俞、中府、列缺、太渊、天突。

分型加减：风寒袭肺证，加风门、合谷、迎香穴；风热犯肺证，加大椎、曲池、尺泽、迎香、少商穴；燥邪伤肺证，加太溪、照海穴；痰湿蕴肺证，加足三里、丰隆、阴陵泉、三阴交穴；痰热郁肺证，加尺泽、天突、曲池、丰隆穴；肺气不足证，加气海、关元、阴谷、足三里穴；肺阴亏耗证，加膏肓、太溪穴；咯血或痰中带血，加孔最穴（Ⅲ级证据，有选择性地推荐；推荐级别：D）。

4.2.2 艾灸疗法

适用于肺气虚夹风寒型咳嗽[21]。

选穴：大椎、肺俞、风门、膏肓（Ⅲ级证据，有选择性地推荐；推荐级别：D）。

4.2.3 穴位敷贴疗法

适用于肺气虚夹风寒型咳嗽[21]。

选穴以胸背部腧穴为主：天突、中府、膻中、大椎、定喘、肺俞、脾俞、膈俞、肾俞。

用药组成：白芥子800g，甘遂200g，徐长卿400g，细辛800g，延胡索800g。将药物打成粉，过80目筛，加入适量姜汁调匀，取8g后调成大小约3cm×3cm贴剂。

方法：可在三伏天贴敷5~6次，每隔7~10日贴敷1次，贴敷时间为：成人4~6小时，当患者感觉贴敷部位发热或灼痛不能耐受时，即可去掉穴贴。如果出现水疱，若体积过大，可用无菌注射器抽出水疱内液体，局部换药，每隔1日换药一次，直至局部结痂。换药期间避免洗澡，下次贴敷时注意减少时间。对于出现破溃感染等局部不良反应者，需要保护创面，预防感染，避免抓挠，不可洗浴，可涂碘伏等（Ⅰ级证据，推荐使用；推荐级别：B）。

4.2.4 耳穴疗法[22-24]

与鼻病相关的咳嗽，可取过敏点、神门、肺、脾、内分泌、内鼻、外鼻、额、肾上腺、气管、皮质下、屏尖、脑、下脚端、屏间（Ⅲ级证据，有选择性地推荐；推荐级别：D）。

与咽喉病相关的咳嗽，可取咽喉、声带、肺、大肠、脾、肾、气管、内分泌、神门、肾上腺、皮质下、屏尖、脑、下脚端、屏间（Ⅲ级证据，有选择性地推荐；推荐级别：D）。

方法：临床多用王不留行籽。建议患者每日自行按压3~5次，每次每穴按压30秒，3~5日更换1次，双耳交替（Ⅲ级证据，有选择性地推荐；推荐级别：D）。

5 预防与调护

a）虚寒型体质适宜于三伏天敷贴治疗。

b）注意气候变化，做好防寒保暖，避免受凉，尤其在气候反常之时更要注意调摄。

c）药物预防：可根据患者体质，在疾病稳定期辨证用药顾护正气，如对于平素自汗，易于感冒属肺卫不固者，可服玉屏风散；对于气阴两虚者，可服生脉饮；冬季可行膏方调理。

d）饮食以清淡为主，少食咸、油炸及干果类等对咽喉刺激食物；风热、风燥、肺阴虚咳嗽，不宜食辛辣香燥之品及饮酒，以免伤阴化燥助热。咳嗽辨证属风邪犯肺者，饮食忌虾、蟹等发物。

e）戒除烟酒等不良习惯。

f）肺气虚患者，增强体质，嘱其进行适当体育锻炼，以提高肺的通气功能，增强抗病能力。

附录 A

（资料性附录）

指南质量方法学策略

A.1 临床证据的检索策略

以网络检索结合手工检索，检索与上气道咳嗽相关的现代文献，包括教材、学位论文、会议论文等灰色文献，网络检索以"气道咳嗽综合征（UACS）、鼻后滴漏综合征（PND）、慢性咳嗽、咳嗽"为检索词，选择中国知网、万方数据库、CBM、MEDLINE、COCHRANE 等国内外权威数据库进行文献搜索，检索年限从建库到 2015 年 5 月，选择中医及中西医结合治疗性文献为评价对象，去除儿科治疗上气道咳嗽综合征的文献，对于来自同一单位、同一时段的研究和报道以及署名为同一作者的实质内容重复的研究和报道，则选择其中一篇作为目标文章。古代文献主要依据中医内科古代文献数据库。

根据以上检索策略，项目工作组在文献检索阶段共检索到与本病相关的古今文献 184 篇，其中中医及中西医结合治疗性文献 139 篇。

A.2 质量评价和证据强度

A.2.1 文献质量评价

对检索的文献进行分类，按以下方法分别作出文献评价。

a）随机临床试验的评价：结合 Cochrane 偏倚风险评价工具，选出采用改良 Jadad 量表评分大于等于 3 分的文献作为指南的证据（Jadad 量表见附录 B）。文献总体质量较高，Jadad 评分大于 3 分有10 篇。

b）非随机临床试验的评价：采用 MINORS 条目评分。评分指标共 12 条，每一条分为 0~2 分，前 8 条针对无对照组研究，最高为 16 分；后 4 条一起针对有对照组的研究，最高分共 24 分。0 分表示未报道；1 分表示报道了但信息不充分；2 分表示报道了且提供了充分的信息。选择总分大于 13 分的文献作为治疗性建议证据，文献总体质量较差，未有一篇相关文献大于 13 分，故未采用此类文献作为推荐建议的证据。

非随机临床试验对照标准：指受试对象以非随机的方式进行了分组或者施以某种干预过程。对于分组方式为交替分组，即以生日、住院日、住院号等的末尾数字为奇数或偶数等情况进行分组的情况，定义为非随机。

A.2.2 证据评价分级

中医临床诊疗指南制修订的文献分级方法按 ZYYXH/T473－2015 中华中医药学会标准·中医临床诊疗指南编制通则中"中医文献依据分级标准"实施。

表 A.1 文献依据分级及推荐级别

中医文献依据分级	推荐级别
Ⅰ 大样本，随机研究，结果清晰，假阳性或假阴性的错误很低	A 至少有 2 项Ⅰ级研究结果支持
Ⅱ 小样本，随机研究，结果不确定，假阳性和/或假阴性的错误较高	B 仅有 1 项Ⅰ级研究结果支持
Ⅲ 非随机，同期对照研究和基于古代文献的专家共识	C 仅有Ⅱ级研究结果支持
Ⅳ 非随机，历史对照和当代专家共识	D 至少有 1 项Ⅲ级研究结果支持
Ⅴ 病例报道，非对照研究和专家意见	E 仅有Ⅳ级或Ⅴ级研究结果支持

文献依据分级标准的有关说明：

a) 推荐级别（或推荐强度）分为 A、B、C、D、E 五级。强度以 A 级为最高，并依次递减。

b) 该标准的"研究课题分级"中，大样本、小样本定义为：

大样本：≥100 例的高质量的单篇随机对照试验报道或系统综述报告。

小样本：<100 例的高质量的单篇随机对照试验报道或系统综述报告。

c) Ⅲ级中"基于古代文献的专家共识"是指古代医籍记载、历代沿用至今、当代专家意见达成共识者。Ⅳ级中"当代专家共识"是指当代专家调查意见达成共识者。Ⅴ级中的"专家意见"仅指个别专家意见。

A.3 推荐等级

参照证据分级工作组提出的证据分级：

推荐使用：有充分的证据支持其治疗，应当使用（基于Ⅰ级证据）；

有选择性地推荐：有一定的证据支持，但不够充分，在一定条件下可以使用（基于Ⅱ、Ⅲ级证据）；

建议不要使用：大多数证据表明效果不良或弊大于利（基于Ⅱ、Ⅲ级证据）；

禁止使用：有充分的证据表明无效或明显地弊大于利（基于Ⅰ级证据）。

A.4 指南工具的评价

AGREE 评测结果：包括临床领域和方法学方面的专家共计 4 位评估员，运用 AGREE 对本指南进行评价。4 位专家对指南总体评价平均分为 6.25 分，并愿意推荐使用该指南。

A.5 其他

本指南形成推荐治疗方案过程中，考虑到了患者及其家属的观点和选择意愿，兼顾有效性、安全性和经济性。

本指南将通过开办培训班、学习班、学术期刊、编制参考手册等渠道推广指南应用。

本指南将通过文献研究和专家讨论会相结合的方式实现更新。

本指南研制经费由国家中医药管理局提供。资助单位的观点或利益不会影响最终推荐建议的形成。

参与本指南开发小组的所有成员声明：他们与其他任何组织或个人无利益冲突。

附录 B

（资料性附录）

改良的 Jadad 评分量表

项目（item）	评分（score）	依据（reasons）
随机序列的产生（random squence production）		
恰当（adequate）	2	计算机产生的随机数字或类似方法
不清楚（unclear）	1	随机试验但未描述随机分配的方法
不恰当（inadequate）	0	采用交替分配的方法如单双号
分配隐藏（allocation concealment）		
恰当（adequate）	2	中心或药房控制分配方案，或用序列编号一致的容器、现场计算机控制、密封不透光的信封或其他使临床医生和受试者无法预知分配序列的方法
不清楚（unclear）	1	只表明使用随机数字表或其他随机分配方案
不恰当（inadequate）	0	交替分配、病例号、星期日数、开放式随机号码表、系列编码信封及任何不能防止分组的可预测性的措施
盲法（blind method）		
恰当（adequate）	2	采用了完全一致的安慰剂片或类似方法
不清楚（unclear）	1	试验陈述为盲法，但未描述方法
不恰当（inadequate）	0	未采用双盲或盲的方法不恰当，如片剂和注射剂比较
撤出或退出（withdrawal）		
描述了（description）	1	描述了撤出或退出的数目和理由
未描述（undescribed）	0	未描述撤出或退出的数目或理由

注：改良后 Jadad 量表（1~3 分视为低质量，4~7 分视为高质量）

附录 C

（资料性附录）

MINORS 评价条目（适用于非随机对照试验）

序号	条目	提 示
1	明确地给出了研究目的	所定义的问题应该是精确的且与可获得文献有关
2	纳入患者的连贯性	所有具有潜在可能性的患者（满足纳入标准）都在研究期间被纳入了（无排除或给出了排除的理由）
3	预期数据的收集	收集了根据研究开始前制订的研究方案中设定的数据
4	终点指标能恰当地反映研究目的	明确解释用来评价与所定义的问题一致的结局指标的标准。同时，应在意向性治疗分析的基础上对终点指标进行评估
5	终点指标评价的客观性	对客观终点指标的评价采用评价者单盲法，对主观终点指标的评价采用评价者双盲法。否则，应给出未行盲法评价的理由
6	随访时间是否充足	随访时间应足够长，以使得能对终点指标及可能的不良事件进行评估
7	失访率低于5%	应对所有的患者进行随访。否则，失访的比例不能超过反映主要终点指标的患者比例
8	是否估算了样本量	根据预期结局事件的发生率，计算了可检测出不同研究结局的样本量及其95%可信区间；且提供的信息能够从显著统计学差异及估算把握度水平对预期结果与实际结果进行比较
	9～12条适用于评价有对照组的研究的附加标准	
9	对照组的选择是否恰当	对于诊断性试验，应为诊断的"金标准"；对于治疗干预性试验，应是能从已发表研究中获取的最佳干预措施
10	对照组是否同步	对照组与试验组应该是同期进行的（非历史对照）
11	组间基线是否可比	不同于研究终点，对照组与试验组起点的基线标准应该具有相似性。没有可能导致使结果解释产生偏倚的混杂因素
12	统计分析是否恰当	用于计算可信区间或相对危险度（RR）的统计资料是否与研究类型相匹配

注：评价指标共12条，每一条分为0～2分。前8条针对无对照组的研究，最高分为16分；后4条与前8条一起针对有对照组的研究，最高分共24分。0分表示未报道；1分表示报道了但信息不充分；2分表示报道了且提供了充分的信息

附录 D

（资料性附录）

Cochrane 风险评价准则及评估方法

偏倚类型	偏倚风险评估等级		
	低风险偏倚	高风险偏倚	不清楚
随机序列的产生	研究者在随机序列产生过程中有随机成分的描述，例如：利用随机数字表；利用电脑随机数生成器；抛硬币；密封的卡片或信封；抛色子；抽签；最小化	研究者在随机序列产生过程中有非随机成分的描述，例如随机数的产生通过：奇偶数或出生日期；入院日期（或周几）；医院或诊所的记录号。或者直接用非随机分类法对受试者分类，如依据如下因素分组：医生的判断；病人的表现；实验室或一系列的检测；干预的可及性	无充足的信息判定为以上两种等级
分配隐藏	因为使用了以下或等同的方法，受试者和研究者无法预测分配结果：中央随机（包括基于电话，网络，药房控制的随机）；有相同外观的随机序列药箱；有随机序列的不透明，密封信封	受试者和研究者有可能预测分配结果，如基于以下的分配：开放的随机分配清单；分配信封无合适的保障（如没有密封，透明，不是随机序列）；交替或循环；出生日期；病历号；任何其他明确的非隐藏程序	无充足的信息判定为以上两种等级
实施偏倚（研究者和受试者施盲）	无盲法或不完全盲法，但结局不太可能受盲法缺失的影响；对受试者、主要的研究人员设盲，且不太可能破盲	盲法或不完全盲法，但结局可能受盲法缺失的影响；对受试者和负责招募的研究者设盲，但有可能破盲，且结局可能受盲法缺失影响	无充足的信息判定为以上两种等级；未提及
测量偏倚（研究结局盲法评价）	未对结局进行盲法评价，但结局不太可能受盲法缺失的影响；保障了结局的盲法评价，且不太可能被破盲	未对结局进行盲法评价，但结局可能受盲法缺乏的影响；进行结局的盲法评价，但可能已经破盲，且结局的测量可能受盲法缺失影响	无充足的信息判定为以上两种等级；未提及

偏倚类型	偏倚风险评估等级		
	低风险偏倚	高风险偏倚	不清楚
随访偏倚（结果数据的完整性）	结局无缺失数据；结局指标缺失的原因不太可能与结局的真值相关；缺失的结局指标在组间平衡，且原因类似；对二分类结局指标，结局指标的缺失比例同观察到的事件的风险不足以确定其对干预效应的估计有临床相关的影响；对于连续结局指标，缺失结局的效应大小不足以确定其对观察到的效应大小有临床相关的影响；缺失数据用合适的方法作了填补	结局指标缺失的原因可能与结局的真值相关，且缺失数量或原因在组间不一致；对二分类结局指标，结局指标的缺失比例同观察到的事件的风险足以确定其对干预效应的估计有临床相关的影响；对于连续结局指标，缺失结局的效应大小足以对观察到的效应引入临床相关的偏倚；当有大量干预违背随机分配时，应用"当作治疗"策略来分析；缺失数据用了不合适的填补方法	报告里对随访或排除的信息不足以判定为以上两种等级；未提及
报告偏倚	可获得研究方案，所有关注的预先申明的结局都已报告；研究方案不可得，但发表的报告包含了所有期望的结果，包括那些预先申明的	并非所有预先申明的主要结局都已报告；一个或多个主要结局指标使用了未事先申明的测量指标，方法或子数据集。一个或多个主要结局指标未事先申明；一个或多个主要结局指标报告不完全，无法纳入 Meta 分析；研究报告未报告期望的主要结局	无充足的信息判定为以上两种等级
其他	没有明显的其他偏倚	存在着与特定的研究设计相关的潜在偏倚；有作假；其他问题	无足够的信息评价是否存在重要的偏倚风险；无充分的理由或证据表明现有的问题会引入偏倚

附录 E

（资料性附录）

Cochrane 单个研究及多个研究中主要结局指标偏倚风险的总体评估方法

偏倚风险	解释	单个研究	多个研究
低风险	可能的偏倚不太可能真正地改变结果	所有关键点均为低风险	从研究中得到的大部分信息都处在低风险中
不清楚	可能的偏倚增加了研究结果的不确定性	一个或多个关键点为不清楚	研究中得到的大部分信息都处在低风险和不清楚
高风险	可能的偏倚严重地减弱了结果的可靠性	一个或多个关键点存在高风险	高风险信息所占比例足以影响结果。

参 考 文 献

[1] Pratter MR. Chronicupperairwaycoughsyndromesecondarytorhinosinusdiseases（previouslyreferredtoaspost-nasaldripsyndrome）：ACCPevidence-basedclinicalpracticeguidelinesJ［J］. chest, 2006, 129（Supply）：63S－71S.

[2] McGarveyLP, HeaneyLG, LawsonJT, etal. Evaluationandoutcomeofpatientswithchronicnon～productive-coughusingacomprehensivediagnosticprotocol［J］. Thorax, 1998, 53（9）：738－743.

[3] 中华医学会呼吸病学分会哮喘学组. 咳嗽的诊断与治疗指南（2009版）［J］. 中华结核和呼吸杂志, 2009, 32（6）：407－413.

[4] 史锁芳, 张念志, 万丽玲, 等. 上气道咳嗽综合征的中医辨治思路探析［J］. 上海：上海中医杂志, 2011, 45（8）：26－28.

[5] 史锁芳. 运用整体观念辨治上气道咳嗽综合征探讨［J］. 环球中医药, 2010, 03（6）：445－446.

[6] 裘生梁, 凌红羽, 叶美颜. 徐志瑛治疗鼻后滴漏型慢性咳嗽经验［J］. 浙江中医杂志, 2013, 48（12）：862.

[7] 陈文喜, 洪敏俐, 刘朝辉, 等. 上气道咳嗽综合征中医证素特点的临床研究［J］. 中国中医急症, 2012, 21（10）：1551－1552＋1557.

[8] 李思思. 熊大经教授辨治上气道咳嗽综合征的临床经验［J］. 四川中医, 2013, 31（10）：9－10.

[9] 林郁, 陈向阳. 经验止嗽汤治疗上气道咳嗽综合征93例［J］. 福建中医药, 2014, 45（4）：26－27. （证据分级：Ⅱ；Jadad量表评分：3分）

[10] 李欣, 郑敏宇. 邵长荣治疗鼻源性咳嗽的经验. 浙江中医杂志, 2002,（8）：323－325.

[11] 高雪, 谢纬, 曲敬来, 等. 止嗽散加减治疗鼻后滴流综合症咳嗽疗效观察［A］. 2008年广东省中医热病、急症、中西医结合急救、危重病、灾害医学学术会议学术论文集［C］. 广东省中医药学会中医热病专业委员会等：2008：257－259. （证据分级：Ⅰ；Jadad量表评分：3分）

[12] 史锁芳, 张念志, 万丽玲, 等. 疏风宣肺化痰利咽方为主治疗上气道咳嗽综合征195例临床观察［J］. 中医杂志, 2013, 54（7）：576－579. （证据分级：Ⅰ；Jadad量表评分：6分）

[13] 黄波贞, 李吉武, 王评. 加味金沸草散治疗外感顽固性咳嗽80例［J］. 2010, 30（8）：810－811. （证据分级：Ⅱ；Jadad量表评分：3分）

[14] 周仲瑛. 中医内科学［M］. 2版. 北京：中国中医药出版社, 2007：75－77.

[15] 中华中医药学会内科分会肺系病专业委员会. 咳嗽中医诊疗专家共识意见（2011版）［J］. 中医杂志, 2011, 52（10）：899.

[16] 闫军堂, 刘晓倩, 马小娜, 等. 刘渡舟治疗咳嗽十法［J］. 辽宁中医杂志, 2013, 40（9）：1772－1774.

[17] 于兴娟. 加味半夏厚朴汤治疗慢性咽炎43例疗效观察［J］. 辽宁中医杂志, 2010, 37（5）：870－871. （证据分级：Ⅱ；Jadad量表评分：3分）

[18] 岳喜达. 会厌逐瘀汤加味治疗慢性肥厚性喉炎的临床观察［D］. 黑龙江：黑龙江中医药大学,

2013. （证据分级：Ⅱ；Jadad 量表评分：3 分）

[19] 方小云，冯珊珊，李阳，等．玉屏风胶囊治疗变应性鼻炎临床疗效观察及安全性评价 [J]．中华中医药学刊，2014，32（10）：2556–2558.（证据分级：Ⅰ Jadad 量表评分：3 分）

[20] 杨雯轩．喉源性咳嗽病因病机和治疗初探 [J]．四川中医，2015，33（1）：33–34.

[21] 石学敏．针灸学 [M]．2 版．北京：中国中医药出版，2007：234–237.

[22] 王永炎，晁恩祥．中医内科学 [M]．北京：人民卫生出版社，2000：94.

[23] 李云英，刘嘉平．耳鼻喉专病中医临床诊治 [M]．北京：人民卫生出版社，2013：105，135，387.

[24] 林琳，张忠德．呼吸科专病中医临床诊治 [M]．北京：人民卫生出版社，2013：49.

ICS 11.120
C 05

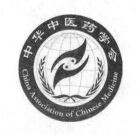

团 体 标 准

T/CACM 1204—2019
代替 ZYYXH/T 9—2008

中医内科临床诊疗指南
肺 痈

Clinical guidelines for diagnosis and treatment of internal diseases in TCM

Lung carbuncle

2019-01-30 发布

2020-01-01 实施

中华中医药学会 发布

前　言

本指南按照 GB/T 1.1—2009 给出的规则起草。

本指南代替了 ZYYXH/T 9—2008 中医内科常见病诊疗指南·肺痈，与 ZYYXH/T 9—2008 相比主要技术变化如下：

——增加了中成药（见 4.1.2，4.1.3，4.1.4）；

——增加了肺痈的主要治法（见 4.2）；

——增加了肺痈的西医治疗（见 4.3）；

——修改了肺痈的定义（见 2）；

——修改了推荐主方（见 4.1.1，4.1.2，4.1.3，4.1.4）。

本指南由中华中医药学会提出并归口。

本指南主要起草单位：浙江省中医院、上海中医药大学附属岳阳中西医结合医院、中日友好医院、中国中医科学院西苑医院、辽宁中医药大学附属医院、江苏省中医院、江西省中医院、河南中医学院第一附属医院、海南省中医院、浙江省新华医院（根据首字笔画排序）。

本标准主要起草人：王真、史锁芳、李素云、曲妮妮、张纾难、张燕萍、杨珺超、杨佩兰、苗青、卓进盛、蔡宛如、薛汉荣（根据姓氏笔画排序）。

本标准于 2008 年 7 月首次发布，2019 年 1 月第一次修订。

引　言

本指南为国家中医药管理局立项的"2014 年中医药部门公共卫生服务补助资金中医药标准制修订项目"之一，项目负责部门中华中医药学会，在中医临床指南制修订专家总指导组和呼吸科专家指导组的指导、监督下实施。修订过程与任何单位、个人无利益关系。

中华中医药学会在 2008 年发布的中医内科常见病诊疗指南·肺痈中，对临床一线医师的诊疗工作具有很大的指导意义。但是随着循证医学的不断发展，不断有新的、充分的、可靠的证据出现，需要我们对原有指南进行修订和优化，使得该指南更符合中国国情，从而提高防治水平，提高医疗服务质量，有利于全国防治水平的总体提升。

本指南开发小组在 2008 年中华中医药学会内科分会发布的 ZYYXH/T 9—2008 中医内科常见病诊疗指南·肺痈的基础上，结合其他以往有关肺痈规范和标准的工作成就，遵循循证医学的理念，在系统分析国外指南制作方法和指南评价方法的基础上，整合和吸纳国际中医药防治肺痈的研究成果和成功经验，借鉴临床流行病学的研究方法，通过文献检索、文献评价与证据形成、证据评价与推荐建议形成、撰写草案、专家评审、草案修改等步骤，修订出具有循证医学证据的中医防治肺痈的临床实践指南，对于推广、提高中医防治肺痈的水平具有重要意义。

指南修订工作小组成员包括中医学专家、医学统计学人员等，均参与了本指南的编制过程，其中中医学专家，呼吸科临床医生和相关研究人员负责疾病诊疗内容的确定和共识的形成，从事流行病学和循证医学专业的人员，参与临床研究证据的评价等。

中医内科临床诊疗指南 肺痈

1 范围

本指南规定了肺痈病的诊断、辨证论治、其他疗法、预防与调护建议。

本指南适用于18周岁以上人群肺痈病的诊断和治疗。

本指南适于呼吸病专科、中医科、中西医结合科等相关临床医师参考使用。

2 术语和定义

下列术语和定义适用于本指南。

2.1

肺痈 Lung abscess

是肺内形成痈肿脓疡的一种疾病，临床以发热，咳嗽，咯痰量多，气味腥臭，胸痛甚至咳吐脓血痰为主要表现的肺化脓症，属内痈之一。因外感风热、外感风温或外感风寒，郁而化热，或内伤饮食，或素体肺中有痰湿，复感外邪，内外合邪，邪热壅肺，蒸灼肺脏，以致热壅血瘀，肉腐血败，化而为脓为痈。

3 临床诊断

3.1 中医诊断

3.1.1 诊断原则

肺痈的证候诊断，主要通过望、闻、问、切四诊，结合中医辨证体系中的八纲辨证、脏腑辨证、气血津液辨证，参照国家中医药管理局1994年发布的《中医内科病证诊断疗效标准》[2]及2008年中华中医药学会发布的《中医内科常见病诊疗指南·中医病证部分》[3]，根据肺痈发病的特点分为初期、成痈期、溃脓期、恢复期四期。

3.1.2 初期

发热，微恶寒，咳嗽胸痛，咳时尤甚，呼吸不利，咳吐白色黏痰，痰量日益增多，口干鼻燥，舌苔薄黄或薄白，脉浮滑而数。

3.1.3 成痈期

高热寒战，继则壮热不寒，胸闷作痛，转侧不利，烦躁不安，咳嗽气急，咳吐脓痰，其味腥臭，口干咽燥，舌苔黄腻，脉象滑数或洪数。

3.1.4 溃脓期

咳吐大量脓痰，或状如米粥，或痰血相兼，腥臭异常，胸中烦满而痛，甚则气喘不能平卧，身热面赤，烦渴喜饮，舌质红或绛，苔黄腻，脉滑数。

3.1.5 恢复期

身热渐退，咳嗽减轻，脓痰日渐减少，或有胸胁隐痛，气短神疲，自汗盗汗，心烦，口燥咽干。舌质红或淡红，苔薄，脉细或细数无力。

3.2 西医诊断

中医学的肺痈相当于西医的肺脓肿（ICD-10：J85.200），其他如支气管扩张合并感染（ICD-10：J47.X03）、支气管囊肿（ICD-10：J98.415）、脓胸（ICD-10：J86.901）等，以上疾病伴有化脓性感染[1-3]出现咳吐脓痰者，可参考本指南辨证论治。西医诊断多根据病史、临床表现、体征、影像学检查、血常规检查、痰培养检查等进行综合判断，具体诊断标准参照各疾病的西医诊断标准。

3.3 诊断要点[3,4]

多有感受风热、风温、风寒等外邪病史，起病急骤。

恶寒或寒战，高热，咳嗽胸痛，咯吐黏浊痰，继则咳痰增多，咯脓痰或脓血相兼。随着脓血的大量排出，身热下降，症状减轻，病情好转，经数周逐渐恢复。若脓毒不净，则持续咳嗽，咯吐脓痰，低热盗汗，形体消瘦，转入慢性过程。

局部叩诊呈浊音，呼吸音减弱或增强，语颤音增强，可闻及支气管呼吸音或湿性啰音；慢性患者可出现杵状指（趾）及肥大性骨关节病。

血白细胞总数及中性粒细胞增高，C 反应蛋白增高，部分患者降钙素原升高；痰液分层，痰培养有致病菌。

胸部 X 线或胸部 CT 检查可见大片高密度炎性阴影中有圆形或不规则脓腔，腔内有液平面。

3.4 鉴别诊断

3.4.1 风温肺热病

肺痈与风温肺热病，均以发热、咳嗽、咳痰、胸痛等为主要表现，常常根据胸部影像学检查加以鉴别，但初期两者影像学特征相似，临床上仍难以分辨。风温肺热病病机为痰、热、毒互结于肺，一般发热时间较肺痈短，咳痰较少出现腥臭痰，病程相对较短。

3.4.2 肺痿

肺痈为邪热犯肺，热壅血瘀，肺叶生疮，病程短而发病急，形体多实，消瘦不甚，咳吐腥臭脓血痰，脉数实；肺痿为气阴亏损，虚热内灼，或肺气虚冷，以致肺叶痿弱不用，病程长而发病缓，形体多虚，肌肉消瘦，咳唾涎沫，脉数虚。另外，若肺痈久延不愈，误治失治，痰热壅结上焦，熏灼肺叶，也可转成肺痿。

3.4.3 肺痨

肺痈恢复期与肺痨均可出现咳嗽、咳血、潮热、盗汗等症状。肺痨多因感染痨虫，腐蚀肺叶，以致肺阴亏虚，以咳嗽、咳血、潮热、盗汗、逐渐消瘦为临床特征，病势缓慢，病程较长，具有传染性；而肺痈有高热、咳嗽、咳吐腥臭脓痰的症状。

3.4.4 肺癌

肺癌病程较缓，临床上可出现呛咳、顽固性干咳，持续不愈，或反复咯血痰，或顽固性胸痛，发热，伴消瘦、乏力等表现。肺癌患者在感受外邪时，也可出现高热、咳嗽加剧，可行胸部 CT、病理学检查加以鉴别。

4 临床治疗与推荐意见

4.1 分期论治

4.1.1 治疗原则

对肺痈的辨证论治，应针对其特点，注意分清虚实。本病前、中期属实、属热，热壅而血瘀，以中西医结合治疗为主，中医治疗当以清热解毒、祛瘀排脓为主。脓已成者，以排脓为首要措施。清热解毒法可贯穿于治疗的全部过程，对病情的恢复和转归有着重要意义。恢复期为气阴两虚，邪去正虚，当益气养阴为主，为中医药干预治疗的优势所在。以下证据等级皆是针对中药联合西医治疗进行评价的。

4.1.2 论治

4.1.2.1 初期

病机：外感风热、风温或风寒，郁而化热，袭表犯肺，以致卫表失和，肺失宣降。

治法：疏风清热，宣肺化痰。

推荐方药1：银翘散（《温病条辨》）加减（推荐强度：弱推荐；证据等级：V级）。适用于外感风热、风温，表证重者。

常用药：金银花、连翘、芦根、竹叶、薄荷（后下）、荆芥、淡豆豉、牛蒡子、桔梗、甘草等。

推荐方药2：桑菊饮（《温病条辨》）加减（推荐强度：弱推荐；证据等级：V级）。适用于外感风热、风温，咳嗽甚者。

常用药：桑叶、菊花、杏仁、连翘、薄荷（后下）、桔梗、甘草、芦根等。

推荐方药3：麻杏石甘汤（《伤寒论》）加减（推荐强度：弱推荐；证据等级：Ⅴ级）。适用于风寒化热、内热外寒或风热犯肺，热势较高，喘甚者。

常用药：麻黄、杏仁、生石膏（先煎）、甘草等。

4.1.2 成痈期

病机：邪热壅肺，血脉瘀阻，瘀热内结成痈。

治法：清热解毒，化瘀消痈。

推荐方药1：千金苇茎汤[5-13]（《备急千金要方》）加减（推荐强度：强推荐；证据等级：Ⅰa级）。

常用药：芦茎、薏苡仁、冬瓜仁、桃仁等。

痰热兼瘀血重者合血府逐瘀汤[14]（《医林改错》）加减（推荐强度：强推荐；证据等级：Ⅰb级）。

常用药：芦茎、薏苡仁、冬瓜仁、桃仁、当归、红花、生地黄、枳壳、桔梗、赤芍、川芎、柴胡、甘草等。

热毒盛者合如金解毒散[15]（《痈疽神秘验方》）加减（推荐强度：弱推荐；证据等级：Ⅲb级）。

常用药：芦茎、薏苡仁、冬瓜仁、桃仁、黄芩、黄连、金荞麦、桔梗、甘草等。

推荐方药2：清金化痰汤（《摄生众妙方》）加减（推荐强度：弱推荐；证据等级：Ⅴ级）。适用于痰热重者。

常用药：黄芩、栀子、知母、桑白皮、瓜蒌仁、贝母、麦冬、橘红、茯苓、桔梗、甘草等。

推荐方药3：宣白承气汤[16]（《温病条辨》）加减（推荐强度：弱推荐，证据等级：Ⅰb级）。适用于高热明显者，建议与千金苇茎汤合用。

常用药：杏仁、生石膏（先煎）、生大黄、瓜蒌等。

推荐中成药1：痰热清注射液[17-21]（推荐强度：弱推荐；证据等级：Ⅰb级）。建议配合活血化瘀药使用。

推荐中成药2：血必净注射液[22]（推荐强度：弱推荐；证据等级：Ⅰb级）。临床上建议配合清热化痰排脓方药使用。

功能主治：化瘀解毒。

推荐中成药3：金荞麦片[23]（推荐强度：弱推荐；证据等级：Ⅲb级）。

4.1.3 溃脓期

病机：热壅血瘀，血败肉腐，化为痈脓。

治法：清热解毒，祛瘀排脓。

推荐方药1：加味桔梗汤（《医学心悟》）加减[24]（推荐强度：弱推荐；证据等级：Ⅲb）。

常用药：桔梗、薏苡仁、贝母、橘红、甘草、金银花、葶苈子、白及等。

推荐方药2：千金苇茎汤[5-12]（《备急千金要方》）加减（推荐强度：强推荐；证据等级：Ⅰa级）。

常用药：芦茎、薏苡仁、冬瓜仁、桃仁等。

本期用药重在排脓，故在加减运用时应注意化瘀之力较成痈期用药弱，以避免出现大咯血的情况。

推荐中成药1：痰热清注射液[17-21]（推荐强度：弱推荐；证据等级：Ⅰb级）。建议配合祛瘀排脓药使用。

推荐中成药2：金荞麦片[23]（推荐强度：弱推荐；证据等级：Ⅲb级）。

4.1.4 恢复期

病机：正虚邪恋，阴伤气耗。

治法：益气养阴，扶正托邪。

推荐方药1：桔梗汤（《外科枢要》）加减（推荐强度：弱推荐；证据等级：Ⅴ级）。

常用药：桔梗、浙贝母、枳壳、瓜蒌仁、薏苡仁、葶苈子、桑白皮、地骨皮、知母、杏仁、黄芪、当归、甘草、百合、五味子等。

推荐方药2：沙参清肺汤（《家庭治病新书》）加减（推荐强度：弱推荐；证据等级：Ⅴ级）。

常用药：黄芪、太子参、粳米、沙参、麦冬、石膏、桔梗、薏苡仁、冬瓜仁、半夏、白及、合欢皮等。

推荐方药3：沙参麦冬汤（《温病条辨》）加减（推荐强度：弱推荐；证据等级：Ⅴ级）。适用于热伤肺胃，津液亏损而见口渴咽干或干咳少痰等。

常用药：沙参、玉竹、甘草、桑叶、麦冬、扁豆、天花粉等。

推荐方药4：百合固金汤（《慎斋遗书》）加减（推荐强度：弱推荐；证据等级：Ⅴ级）。适用于肺肾阴虚，虚火上炎而见痰中带血，咽喉燥痛，头晕目眩，午后潮热等。

常用药：百合、熟地黄、生地黄、当归、白芍、甘草、桔梗、玄参、贝母、麦冬等。

推荐方药5：桔梗杏仁煎（《景岳全书》）加减（推荐强度：弱推荐；证据等级：Ⅴ级）。适用于肺阴亏虚为主，痰中带血，咳嗽吐脓者。

常用药：甘草、阿胶、金银花、麦冬、百合、夏枯草、连翘、贝母、枳壳、大血藤等。

推荐中成药：益肺止咳胶囊[25]（推荐强度：弱推荐；证据等级：Ⅱa级）。

注1：由于中成药物种类繁多，各医疗单位药品目录不一，本指南仅推荐有临床试验支持的药品。临床运用时可根据各期治法，选用具有相应功效的中成药。

4.2 主要治法

4.2.1 清热解毒法

适用于肺痈的成痈期，亦可贯穿全部病程，用于热毒炽盛者。症见咳吐脓痰，其味腥臭，壮热寒战，舌苔黄腻，脉象滑数。

常用药：金银花、连翘、鱼腥草、蒲公英、大青叶、败酱草、大血藤、黄芩、黄连、栀子、石膏等（推荐强度：强推荐）。

4.2.2 祛瘀排脓法

适用于肺痈溃脓期，使脓随咳吐而出。症见咳吐大量腥臭脓血痰，身热面赤，舌质红或绛，苔黄腻，脉滑数。

常用药：桔梗、桃仁、生薏苡仁、冬瓜仁、芦茎、浙贝母、鱼腥草、败酱草、皂角刺等。方剂以千金苇茎汤为代表（推荐强度：强推荐）。

肺痈在成脓期与溃脓期属实、属热，治疗当以清热解毒、祛瘀排脓为治疗大法，特别是清热解毒法，可贯穿治疗的全过程，对病情的恢复和转归有着重要意义。《医门法律》云："凡治肺痈病，以清肺热，救肺气，俾其肺叶不致焦腐，其生乃全，故清一分肺热，即存一分肺气。"《类证治裁》曰："肺痈毒结有形之血，血结者排其毒。"除上文所列经典方剂外，临床上还有大量以清热解毒、祛瘀排脓为法的自拟方应用于成痈期和溃脓期的肺痈。

4.2.3 泻肺平喘法

适用于肺痈的成痈期或溃脓期，多为热毒壅肺所致。症见咳吐脓血痰，咳嗽气急，或气喘不能平卧。

常用药：葶苈子、桑白皮、白果、紫菀、款冬花等。

郭素芳[30]等采用随机对照方法，将96例肺痈患者分为治疗组58例和对照组38例，对照组采用青霉素联合左氧氟沙星静脉滴注抗感染；必要时结合脓液引流。治疗组在西医治疗的基础上口服中药自拟清化逐瘀排脓汤加减，该方清热泻肺，排脓平喘。治疗组有效率为89.7%，对照组有效率为78.9%，数据符合统计学差异（$P<0.05$）。（证据级别：Ⅰb级）。

4.2.4　行气活血法

适用于肺痈出现的胸痛，多为热壅气滞，气滞血瘀，胸络受损所致。症见咳吐脓血痰，胸闷作痛，或胸中烦满而痛。

常用药：乳香、没药、郁金、赤芍、桃仁等。

4.2.5　补气养阴法

适用于肺痈恢复期，气阴两虚者。症见身热渐退，脓痰日少，五心烦热，倦怠乏力。

常用药：党参、太子参、生黄芪、白术、茯苓、沙参等。

4.2.6　养阴生津法

适用于肺痈之热毒伤津。症见烦渴、口燥咽干，舌红，脉细数。

常用药：石膏、知母、天花粉、玉竹、麦冬、沙参、石斛等。

4.2.7　凉血止血法

适用于肺痈之咳血，多为热毒入营，迫血妄行。症见咳血与脓痰相兼。

常用药：水牛角、生地黄、牡丹皮、白茅根、藕节、大小蓟、三七粉等。

注2：每种治法的运用不要拘泥于肺痈分期，随证治之，用药随症加减。

4.3　西医治疗[4]

4.3.1　抗菌药物治疗

尽量根据体外药敏试验选择抗菌药，或者根据当地抗菌谱进行选药。本病多有厌氧菌感染存在，治疗可选用青霉素联合克林霉素或甲硝唑；嗜肺军团菌所致的肺脓肿，可选用红霉素和氟喹诺酮类；革兰氏阴性杆菌感染，可选用第二代、第三代头孢菌素、氟喹诺酮类，必要时联合使用氨基糖苷类抗生素；对耐甲氧西林的金黄色葡萄球菌所致的肺脓肿，宜选用万古霉素和利奈唑胺；对阿米巴原虫引起的肺脓肿，可选用甲硝唑。疗程一般为8～12周，或直至临床症状完全消失，X线片显示脓腔及炎性病变消散，或残留条索状纤维阴影为止。

4.3.2　痰液体位引流

一般可采用体位引流，辅助以祛痰药、雾化吸入和纤维气管镜吸痰。

4.3.3　其他治疗

支持疗法，加强营养，纠正贫血。

4.3.4　外科治疗

急性肺脓肿经有效抗菌药物治疗，大多数患者可治愈，少数治疗效果不佳，可考虑手术治疗。

4.4　单方治疗

a）金荞麦[31,32]，分为水剂与酒剂。金荞麦茎：水/黄酒=250g/1250mL，文火蒸煮3小时，每次40mL，口服，1日3次，早中晚饭后1小时服用（推荐强度：弱推荐；证据等级：Ⅲb级）。

注2：金荞麦酒剂，患者出现高热寒战时以及使用抗菌药时禁用。

b）鲜竹沥[33]，每日100～300mL，分次冲服（推荐强度：弱推荐；证据等级：Ⅰb级）。

c）鱼腥草，每日30～60g，水煎服（推荐强度：弱推荐；证据等级：Ⅴ级）。

d）鲜薏苡根适量，捣汁，热服，1日3次，排臭痰浊脓（推荐强度：弱推荐；证据等级：Ⅳ级）[34]。

4.5　预防与调护[35-37]

保持房间空气清新，避免烟尘等刺激性气味。初期正确记录痰量及颜色，以早日确诊。成痈期及溃脓期出现高热予物理降温，排痰困难可叩打肺部或体位引流。急性期和咯血时应卧床休息，警惕大出血引起窒息。咳而喘急者取半卧位，恢复期适当下床活动。饮食清淡，多食蔬菜，忌食油腻肥甘厚味、辛辣刺激及海腥发物。高热者，予流食或半流食，多食水果等润肺化痰之品，如薏苡仁粥等。定时漱口，保持口腔卫生。使患者保持乐观情绪，积极配合治疗。起居有常，饮食有节，适时加减衣物，加强锻炼，谨防感冒。

5 疗效评价标准[2]

治愈：症状及体征消失，实验室检查恢复正常。

好转：症状及体征明显减轻，肺部病灶部分吸收，或脓腔范围缩小。

未愈：症状及体征未见改善。

6 演变与预后

本病如能早期确诊，及时治疗，在初期即可阻断病情的发展不致成痈；若在成痈期能使痈肿得到消散，则病情较轻，疗程较短。老人、儿童体弱和饮酒成癖者患之，因正气虚弱，或肺有郁热，须防其病情迁延不愈或发生变化。

如肺痈损伤脉络，出血量多，则按血证处理；若出血不止，气随血脱，可导致厥证。肺痈迁延不愈，导致肺叶痿弱不用，临床表现以咳吐浊唾涎沫为主症，则形成肺痿。

附录 A

（资料性附录）

修订方法说明

本指南为国家中医药管理局立项的《2014 年中医药部门公共卫生服务补助资金中医药标准制修订项目》之一，项目负责部门为中华中医药学会，在中医临床诊疗指南制修订专家总指导组和内科专家指导组的指导、监督下实施。

A.1 临床证据的检索策略

A.1.1 计算机检索选用的数据库

外文文献选用的数据库有 MEDLINE、COCHRANE 图书馆、PUBMED、美国国立指南库（The National Guideline Clearinghouse，NGC）等，根据以下英文检索策略，检索 1997 年至 2015 年 8 月的文献。

中文文献选用的数据库有中国期刊全文数据库（CNKI）、维普中文科技期刊数据库（VIP）、万方数字化期刊全文数据库（Wan Fang Data）、中国生物医学文献数据库（CBM）等数据库等，根据以下中文检索策略，检索 1970 年至 2015 年 8 月的文献。

A.1.2 计算机检索的详细策略

A.1.2.1 英文检索

使用以下词汇进行检索："Lung carbuncle" "lung abscess" "Lung Abscesses" "Abscess, Lung" "Abscesses, Lung" "pulmonary abscess" "Pulmonary Abscesses" "Pulmonary Abscess" "Abscess, Pulmonary" "Abscesses, Pulmonary" "empyema, pleural" "pyothorax" "Pleural Empyema" "Empyemas, Thoracic" "purulent pleuritis" "suppurative pleurisy" "gangrene of lung" "pulmonary gangrene" "necropneumonia" "gangrenous pneumonia"；"bronchogenic cysts" "bronchial cyst"；"medicine, chinese traditional" "traditional chinese medicine" "Chinese Medicine, Traditional" "Chung I Hsueh" "Hsueh, Chung I" "Zhong Yi Xue" "Chinese Traditional Medicine" "Traditional Medicine, Chinese" "alternative, Alternative medicine, Medicine" "Chinese, Drugs" "Chinese herbal, Chinese medicine" "Chinese, Oriental medicine" "oriental, Drugs" "Chinese Herbal, Chinese herbal drugs, plant extracts" "integrated medicine" "combination of chinese traditional and western medicine" "integrated traditional chinese and western medicine" "integrated traditional and western medicine"。

A.1.2.2 中文检索

（肺痈 or 肺脓肿 or 肺脓疡 or 脓胸 or 化脓性胸膜炎 or 支气管囊肿）and 分类号：R2；

（肺痈 or 肺脓肿 or 肺脓疡 or 脓胸 or 化脓性胸膜炎 or 支气管囊肿）and 银翘散；

（肺痈 or 肺脓肿 or 肺脓疡 or 脓胸 or 化脓性胸膜炎 or 支气管囊肿）and 苇茎汤；

（肺痈 or 肺脓肿 or 肺脓疡 or 脓胸 or 化脓性胸膜炎 or 支气管囊肿）and 如金解毒散；

（肺痈 or 肺脓肿 or 肺脓疡 or 脓胸 or 化脓性胸膜炎 or 支气管囊肿）and 桔梗汤。

A.1.2.3 古代文献检索

通过《中华医典》检索与肺痈相关的文献。

根据以上检索策略，项目组去重后共搜集到与本病相关的现代文献 2265 篇；古文检索到肺痈条目共 3439 条，相关方剂 132 个。根据文献纳入和排除标准，初步筛选出 91 项临床试验研究，经过方法学质量评价后，根据方法学质量，筛选出 29 项试验研究成果写入指南中，其中随机对照试验 22

项，病例对照试验 1 项，病例系列 6 项。

A.2　质量评价和证据强度

A.2.1　文献质量评价

随机对照研究评价标准：采用 Cochrance 手册（版本：5.1.0）推荐[39]的偏倚风险（Risk of bias）评价工具进行评价；低风险偏倚是指貌似可信的、不太可能严重影响结果的偏倚，判断标准为"所有关键领域的偏倚均为低风险偏倚"；风险未知偏倚是指貌似可信的偏倚，增加了结果的疑问，判断标准为"一个或一个以上关键领域的偏倚为风险未知偏倚"；高风险偏倚是指貌似可信的偏倚，严重削弱了结果的可信度的偏倚，判断标准为"一个或一个以上关键领域的偏倚为高风险偏倚"。文献质量偏低，20 项为风险未知偏倚，2 项为高风险偏倚。

病例对照研究评价标准：采用纽卡斯尔·渥太华量表（NOS）[40]。该量表满分为 9 "星级"，该评价主要从三个方面进行：（1）观察组和对照组的定义和选择；（2）可比性；（3）暴露的确定。文献质量偏低，1 项病例对照研究为 5 "星级"。

病例系列评价标准：采用英国国立临床优化研究所（National Institute for Health and Clinical Excellence，NICE）[41]对病例系列的质量评价做的推荐制成的量表，共 8 个条目，分别用"是"和"否"作答。文献质量低，4 项病例系列为 4 "是"，2 项为 3 "是"。

文献筛选和评价过程由两名评价员独立进行；如双方意见不一致，通过协商解决或由第三方裁决。根据评价结果，文献质量总体偏低，但由于这些文献为目前可获得的质量最高的证据，故纳入到本指南中。

A.2.2　证据强度分级

指南编写小组对检索的文献根据文献初筛标准进行了初筛，初筛合格的文献根据文献质量评价标准进行了第二次筛选，合格的文献采用了温哥华式的文献摘要表对文献进行了结构性的摘要，并最终汇总成证据表。评价文献的证据级别参照中国刘建平教授提出的关于传统医学证据分级的建议[38]。

证据等级分级标准参照中国刘建平教授提出的关于传统医学证据分级的建议[38]。

A.3　推荐等级

文献的推荐分级采用 GRADE 工作组 2004 年发表的专家共识，形成推荐分级[39]。

A.3.1　GRADE 系统将推荐等级分为强或弱

强推荐的含义如下：对患者——在这种情况下，多数患者会采纳推荐方案，只有少数不会；此时若未予推荐，则应说明；对临床医生——多数患者应该接受该推荐方案；对政策制定者——该推荐方案在大多数情况下会被采纳作为政策。

弱推荐的含义如下：对患者——在这种情况下，大多数患者会采纳推荐方案，但仍有不少数患者不采用；对临床医生——你应该认识到不同患者有各自适合的方案，你得帮助每个患者做出体现他（她）价值观和意愿的决定；对政策制定者——制定政策需要实质性讨论，并需要众多利益相关者参与。

A.3.2　决定推荐强度的四个角度（具体见附录 F）

推荐原则：本指南的推荐原则是结合传统中医理论、文献研究和专家经验等综合考虑而制定的，由于中医药治疗肺痈的文献研究大多数存在试验报告内容不全面、设计欠规范、辨证选方多样、疗效标准不统一等问题，使试验结果存在潜在的偏倚，因此在本指南中，所有的证据均需取得专家共识后方可列入推荐。本指南评价文献的证据级别参照中国刘建平教授提出的关于传统医学证据分级的建议。综合以上考虑，本《指南》规定：证据为 Ⅰ 级并且取得专家共识则可作强推荐；证据为非 Ⅰ 级且取得专家共识则视为弱推荐。

A.4　起草和评审

本指南在完成文献检索、文献评价、文献研究总结后，按照德尔菲法，筛选专家，起草问卷，进

106

行了 3 轮专家问卷调查，分别对问卷进行了统计分析总结，形成了指南草稿。

草稿完成后召开了专家论证会，工作组成员认真按照专家论证意见修改形成了指南初稿。撰写初稿形成推荐建议时考虑了推荐的治疗方案对健康的益处、副作用以及危险。

工作组将指南初稿向行业内专家学者征求意见，对专家反馈意见进行了集中整理、讨论确定是否采纳并提出理由，修改完善形成了征求意见稿。

修订后的指南再被同行专家进行进一步评审，评价工具采取指南研究与评价工具Ⅱ（AGREE Ⅱ），就推荐意见的合理性和用于实践的可行性等方面进行判断。AGREE 评测结果详见表 A.1：

表 A.1 六大领域标准化得分

研究领域	条目编号	标准化得分
范围与目的	1，2，3	88.89
参与人员	4，5，6，7	70.83
制定的严谨性	8，9，10，11	75.00
清晰性和可读性	12，13，14，15，16，17，18	90.28
应用性	19，20，21	67.71
独立性	22，23	77.08

同时选取不同地域 10 个医疗机构作为评价单位（以三级医院为主，包括不同类别、不同等级医疗机构），完成了 200 例指南一致性评价，中医诊断、西医诊断一致率分别为 87.50%、99.00%，辨证分类中的证候分类、证候诊断依据以及治则的一致率分别为 90.50%、91.00%、91.50%，方药、主要药物组成与用法、中成药、其他疗法的一致率为 85.50%、88.00%、92.00%、97.50%，说明评价稿与中医临床一致性高，符合临床实践。

A.5 指南实用性

本指南在形成推荐治疗方案过程中，工作组成员及参与论证的有关专家通过医保政策、临床经验、随访调研等考虑了患者及其家属的观点和选择意愿，兼顾有效性、安全性和经济性。

A.6 指南推广

本指南通过评审后，将通过发布会、指南应用推广培训班、继续教育学习班、学术会议、学术期刊等多种渠道宣传、贯彻、实施，在行业内推广应用。

A.7 指南更新计划

本指南计划定期更新，由本指南工作组通过文献研究和专家论证会相结合的方式实现更新。

A.8 经费情况

本指南研制经费由国家中医药管理局提供，资助单位的观点或利益不会影响最终推荐建议的形成。

A.9 利益冲突声明

参与本指南开发小组的所有单位成员声明：他们与其他任何组织或个人无利益冲突。

附录 B

（资料性附录）

Cochrane 偏倚风险评估表

判断指标
是否采用随机对照方法，是否详细描述了随机序列的生成方法；是否提及随机序列隐藏，是否详细描述随机序列隐藏方法
是否使用盲法，是否详细描述施盲对象
是否使用盲法，是否提供任何与所施的盲法是否有效地相关信息
是否详细报告失访情况，每个主要结局数据是否完整
是否存在资金支持等造成发表偏倚的因素
说明不包括在上述偏倚中的其他重要偏倚；如果特定的问题或条目事先在计划书中指出，应对每一项说明

附录 C

（资料性附录）

NOS 量表

条　目
病例组和对照组的选择
病例的定义和诊断是否恰当
a. 是的，疾病的定义和诊断是正确、独立和有效的☆
b. 是的，例如根据病例记录或者医生自己的记录
c. 没有描述
病例的代表性
a. 是连续病例。或者病例有很好的代表性☆
b. 存在选择性偏倚或者没有阐明
对照的选择
a. 社区对照☆
b. 医院对照
c. 没有描述
对照的定义
a. 没有需要研究的疾病病史☆
b. 没有描述
可比性
病例和对照的可比性（设计和分析阶段）
a. 根据最重要的因素来选择和分析对照☆
b. 根据其他重要因素（例如第二重要因素）来选择和分析对照
暴露
暴露的调查和评估方法
a. 可靠的记录（例如外科记录）☆
b. 盲法的面谈☆
c. 非盲法的面谈
d. 自我记录或者病例记录
e. 没有描述
病例和对照的调查方法是否相同
a. 是的☆
b. 不是
无应答率
a. 两组无应答率相同☆

附录 D

（资料性附录）

NICE 病例系列质量评价量表

条　　目	是	否
1. 病例系列中的病例是否来自不同级别的医疗机构，开展了多中心的研究？		
2. 是否清楚明确地描述研究的假说或目的，目标？		
3. 是否清楚地报告纳入和排除标准？		
4. 是否对测量的结局做出明确的定义？		
5. 收集的数据是否达到预期目标？		
6. 是否准确地描述患者是连续招募的？		
7. 是否清楚明确地描述研究的主要发现？		
8. 是否将结局进行分层分析及报告，如按照疾病分期，化验结果异常，患者的体征等？		

附录 E

（资料性附录）

基于证据体的临床研究证据分级标准

设计类型或判别标准
由随机对照试验、队列研究、病例对照研究、病例系列这 4 种研究中至少有 2 种不同类型的研究构成的证据体，且不同研究结果的效应一致
具有足够把握度的单个随机对照试验
半随机对照试验或队列研究
病例对照研究
历史性对照的病例系列
自身前后对照的病例系列
长期在临床上广泛运用的病例报告和史料记载的疗法
未经系统研究验证的专家观点和临床经验，以及没有长期在临床上广泛运用的病例报告和史料记载的疗法

附录 F

（资料性附录）

决定推荐强度的四个角度

说　明
利弊间低的差别越大，越适合做出强推荐；差别越小，越适合做出弱推荐
证据质量越高，越适合做出强推荐
价值观和意愿差异或不确定性越大越适合做出弱推荐
一项诊疗措施的花费越高（即消耗的资源越多，）越不适合做出强推荐

参 考 文 献

［1］沈全鱼，吴玉华．肺痈［M］．太原：山西科学教育出版社，1986．

［2］国家中医药管理局．中华人民共和国中医药行业标准《中医内科病证诊断疗效标准》：ZY/T001.1-94．［S］．北京：中国标准出版社，1994．

［3］中华中医药学会．ZYYXH/T 9-2008．中医内科常见病诊疗指南·中医病证部分［S］．北京：中国标准出版社，2008．

［4］中华中医药学会．临床诊疗指南·呼吸病学分册［S］．北京：人民卫生出版社，2009.01．

［5］付正进．中西医结合治疗肺脓肿—苇茎汤对肺脓肿疗法的初步探讨［J］．中华实用中西医杂志．2004，17（5）：700-701．

［6］周龙．千金苇茎汤治疗肺脓肿（成痈期）疗效观察［D］．湖北：湖北中医药大学，2007．

［7］陈小针，梁伍，陈汝杰．中西医结合治疗慢性脓胸50例的临床观察［J］．白求恩军医学院学报．2008（3）：145-146．

［8］陈小针，梁伍，郭子玉．中西医结合治疗急性脓胸42例的临床观察［J］．国际医药卫生导报．2008，14（1）：85-88．

［9］李敬华．千金苇茎汤治疗肺脓肿临床研究［J］．中医学报．2013（8）：1116-1117．

［10］罗德成，曾科学．苇茎汤配合抗生素治疗肺脓肿的临床观察［J］．内蒙古中医药．2014，33（7）：7．

［11］李志国．中西医结合治疗慢性脓胸的疗效及安全性观察［J］．中西医结合心血管病电子杂志．2015（4）：34-35．

［12］边玉玲．千金苇茎汤治疗肺脓肿临床研究［J］．中国卫生标准管理．2015（4）：94-95．

［13］刘士平，姜超，王可第，等．中西医结合治疗慢性脓胸32例临床观察［J］．国医论坛．2012（3）：35．

［14］周玉中．纤维支气管镜加血府逐淤汤治疗肺脓肿的临床研究［J］．实用医学杂志．2010，26（18）：3426-3428．

［15］李昌启．中西医结合治疗急性肺脓肿43例疗效观察［J］．中国实用医药．2010（31）：151-152．

［16］孔祥文，严志林．宣白承气汤治疗肺脓肿高热55例［J］．中国中医急症．2003，3（12）：269．

［17］李红梅．痰热清注射液治疗脓胸28例疗效观察［J］．中华现代临床医学杂志．2005，3（19）：2048-2049．

［18］张世荣．痰热清注射液联合抗生素治疗肺脓肿疗效观察［J］．中国中医急症．2006，15（11）：1196，1258．

［19］蒋寒勇．痰热清注射液联合抗生素治疗急性肺脓肿40例［J］．中国中医急症．2008，17（1）：107．

［20］郭海彬，柴世磊．痰热清注射液治疗肺脓肿50例［J］．河南中医．2009（8）：815-816．

［21］费湘平．急性肺脓肿使用痰热清的临床疗效及C-反应蛋白水平研究［J］．临床肺科杂志．2011，16（4）：612-613．

[22] 赵振霞，赵振敏．中西医结合治疗脓胸30例［J］．中国中医急症．2011（1）：150.

[23] 朱学．金荞麦治疗肺脓肿588例临床总结［J］．江苏省南通市中医院院刊．1982（1）：35 - 36，22.

[24] 汤军．宋康辨治肺痈验案一则［J］．浙江中西医结合杂志．2010（12）：774 - 775.

[25] 覃祚柱．疗肺散治疗结核性脓胸临床评价［J］．华夏医学．2006（1）：126 - 127.

[26] 周海云，郭文新，黄春刚，等．解毒排脓汤治疗急性肺脓肿26例临床观察［J］．四川中医．2014，32（2）：105 - 106.

[27] 薛虎．中西医结合治疗肺脓肿68例体会［J］．现代中西医结合杂志．2005（20）：2706 - 2707.

[28] 孙国香．中西医结合治疗急性肺脓肿24例临床观察［J］．浙江中医杂志．2008（12）：705.

[29] 张玉龙．鱼腥草治疗肺脓肿32例［J］．陕西中医．2011（10）：1334 - 1335.

[30] 郭素芳．中西医结合治疗肺痈58例疗效观察［J］．四川中医．2007（05）：60.

[31] 金荞麦治疗肺脓疡506例［J］．新医药学杂志．1975（8）：24.

[32] 黄瑞彬，黄周红．金荞麦（浓缩颗粒）黄酒饮治疗肺脓肿20例［J］．世界中医药．2009（01）：16.

[33] 蒋洪耀，王洪，王腾民，等．抗生素和大剂量鲜竹沥治疗急性肺脓肿疗效观察［J］．中西医结合实用临床急救．1997，4（10）：480.

[34] 章国新．薏苡根液治疗肺脓疡三例［J］．福建中医药．1959（06）：20 - 21.

[35] 中华中医药学会．ZYYXH/T 1.2 - 2006．中医护理常规技术操作规程中医内科护理常规［S］．北京：中国中医药出版社，2006.

[36] 陈亚芬，付艳涛，班兴春，等．肺痈的辨证施护［J］．中国当代医药．2010（10）：91.

[37] 李婕，许勇．四步法护理肺脓肿的体会［J］．今日健康．2014，13（10）：125.

[38] GRADE Working Group. Grading quality of evidence and strength of recommendations［J］. BMJ. 2004，328：1490.

[39] Wells G, SheaB, O'ConnellD, PetersonJ, WelchV, Losos M. The Newcastle-Ottawa Scale（NOS）for assessing the quality if nonradomized studies in metal-analyses. 2009.

[40] NICE. Appendix 4 Quality of case series form（EB/OL）［Z］2017：http：//www. Nice. org. uk/guidance/index. jsp？action-download&o-29075.

[41] 刘建平．传统医学证据体的构成及证据分级的建议［J］．中国中西医结合杂志．2007，12（27）：1061.

ICS 11.120
C 05

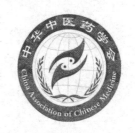

团　体　标　准

T/CACM 1209—2019

中医内科临床诊疗指南
胃息肉病

Clinical guidelines for diagnosis and treatment of internal diseases in TCM

Gastric polyps

2019-01-30 发布   2020-01-01 实施

中华中医药学会 发布

前　言

　　本指南按照 GB/T 1.1—2009 给出的规则起草。

　　本指南由中华中医药学会提出并归口。

　　本指南主要起草单位：安徽中医药大学附属六安市中医院、首都医科大学附属北京中医医院、安徽中医药大学第二附属医院（安徽省针灸医院）、安徽中医药大学第一附属医院、厦门市中医院、江西中医药大学附属医院、安徽芜湖市中医院、广西柳州市中医院、广西中医药大学附属瑞康医院、江苏无锡市中医院、安徽省宁国市中医院。

　　本指南主要起草人：唐伟、马燕、张声生、李学军、查安生、陈一斌、高生、唐喜玉、周晓玲、陈远能、沈旦蕾、朱鑫焱、陈亮亮、陈久红、周正光、张敏、张旭、孙长代、成龙、鲍正华、谢元元、黄婷婷、孟灿、赵孝文。

引　言

　　本指南为国家中医药管理局立项的"2014年中医药部门公共卫生服务补助资金中医药标准制修订项目"之一，项目负责部门中华中医药学会，在中医临床指南制修订专家总指导组和中医消化科专家指导组的指导、监督下实施。修订过程与任何单位、个人无利益关系。

　　胃息肉是临床上常见的一种疾病，目前国内尚无胃息肉病的中医临床诊疗指南，本次指南的制订旨在对胃息肉病的中医诊断及治疗做一次梳理，明确胃息肉病的病名诊断、证候诊断、鉴别诊断及治疗规范。主要目的是推荐有循证医学证据的胃息肉病中医诊断与治疗方案，为中医临床提供参考。并且在改善临床症状，消除炎性息肉，预防术后息肉复发及防治胃腺瘤性息肉向胃癌的进展方面突出中医特色，发挥中医药的积极作用。

　　本指南由文献评价小组确定筛选证据的标准，并通过检索中国知网学术文献总库（CNKI）、万方数据库（Wanfangdata）、PubMed等。现代文献在工作组检索的基础上由安徽省科学技术情报研究所查新中心帮助检索，以防漏检；古代文献由中国中医科学院中国医史文献研究所帮助检索，项目工作组在文献检索阶段共收集到与本病相关的现代文献300余篇，古代文献2000余条，筛选出符合纳入标准的文献30余篇并进行文献质量评价及证据分级，根据证据级别达成专家组共识，并提出推荐意见，初步制定出针对胃息肉病的中医临床实践指南。

　　本指南是根据中医对胃息肉的中医药临床研究成果并结合专家经验制定。针对的患者群体是消化系统相关胃息肉病患者（西医诊断胃息肉），提供以中医药为主要内容的诊断和治疗建议。

中医内科临床诊疗指南　胃息肉病

1　范围

本指南规定了胃息肉病的诊断、辨证和治疗。

本指南适用于胃息肉病的诊断和治疗。

本指南适用于脾胃病科相关临床医师使用。

2　术语和定义

下列术语和定义适用于本指南。

2.1

胃息肉病　Gastric polyps

是指胃黏膜面凸起到腔内的任何可见的过度生长的组织，其大体表现、组织结构和生物学特性各不相同。常由胃镜检查或钡餐检查发现。一般多发生在胃窦，少数可见于胃体上部、贲门和胃底。胃息肉不是胃癌，是胃癌的癌前期状态[1]，形态学分类常用日本山田法[2]，分为Ⅳ型，Ⅰ型：起始部圆滑，与周围组织无明显分界线；Ⅱ型：起始部较钝，隆起与基底呈直角，无明显颈圈改变；Ⅲ型：起始部形成颈圈，基底部较顶部小，与周围粘膜界限分明；Ⅳ型：有蒂息肉，一般为短蒂，长蒂者少见。按息肉的病理组织学可分为增生性、炎症性、错构瘤性、腺瘤性四类，其中腺瘤性息肉具有潜在的恶性变倾向[3]。

3　临床诊断

3.1　西医诊断

3.1.1　临床表现

临床可无症状及体征，部分患者有上腹痛、腹胀不适等症状或局部压痛体征，少数可出现恶心、呕吐，合并糜烂或溃疡者可有黑便，生长于贲门附近的息肉可有吞咽困难，位于幽门部的带蒂息肉，可脱入幽门管或十二指肠，而出现幽门梗阻。

3.1.2　内镜检查

胃镜检查是胃息肉诊断最佳方法。根据病史、症状做胃镜检查，可检出息肉。同时进行黏膜活检，有助于与其他赘生物鉴别和了解息肉的组织学类型。

3.1.3　X线钡剂检查

X线上消化道造影检查，可检出息肉，气钡双重低张造影可发现≥1cm的息肉[5]。

3.1.4　实验室检查

胃息肉合并黏膜糜烂者，可表现为粪潜血实验阳性或黑便。

注1：胃息肉的西医诊断参照《江绍基胃肠病学》[4]《临床诊疗指南·消化系统疾病分册》[3]《实用内科学》[5]。

3.2　中医诊断

3.2.1　病名诊断

胃息肉病。

3.2.2　证候诊断

基于《中医内科学》[36]及胃息肉病的辨证要点，分辨虚实、脏腑、气血，临床常见证候如下：

3.2.2.1　气滞痰阻证[6-10,26,27,30,32-34]

脘腹胀满，攻撑作痛，痛连两胁，胸闷嗳气，善太息，每因烦恼郁怒而痛作，身困呕恶、脘痞纳少，苔薄白或白腻，脉弦或弦滑。

3.2.2.2　湿热蕴胃证[8,11-13,25,31,33]

脘腹胀痛或痞闷，灼热嘈杂，恶心呕吐，口干不欲饮，口苦纳少，大便干结或黏滞不畅，舌红，苔黄腻，脉滑数。

3.2.2.3　痰瘀互结证[7,11,14-16,26-29,32-33]

脘腹胀闷疼痛，痞塞不舒，或有刺痛，痛有定处，身重困倦，纳呆，舌质偏暗或有瘀点、瘀斑，苔白厚或腻，脉弦或涩。

3.2.2.4　脾虚血瘀证[11,16-27,29,32-35]

脘腹隐痛或刺痛，喜温喜按，神倦乏力，纳呆便溏，或畏寒、四肢欠温，舌质淡暗，苔白，或有瘀斑、瘀点，脉虚或细涩无力。

3.3　鉴别诊断

胃息肉需与胃癌、胃间质瘤、胃平滑肌瘤等鉴别，可通过超声内镜和活组织病理检查鉴别。

4　临床治疗与推荐建议

4.1　西医治疗

息肉内镜下微创治疗或手术：根据胃息肉大小及病情需要，可选用内镜下息肉微创治疗或手术。具体参照《临床诊疗指南·消化系统疾病分册》[3]。

4.2　中医分型论治

4.2.1　气滞痰阻证

病机：气机郁滞，痰浊内阻。

治法：疏肝解郁，理气化痰。

推荐方药：柴胡疏肝散[6,7,9-10,22,33]（《景岳全书》）合二陈汤[6,7,11,22,33]（《太平惠民和剂局方》）加减（Ⅳ级证据，有选择性地推荐）。

常用药：柴胡、白芍、枳壳、陈皮、炙甘草、香附、川芎、清半夏、茯苓。

4.2.2　湿热蕴胃证

病机：湿热内蕴，胃失和降。

治法：清化湿热，理气和胃。

推荐方药：泻心汤[22,31]（《金匮要略》）合连朴饮[22]（《张氏医通》）加减（Ⅳ级证据，有选择性地推荐）。

常用药：大黄、黄芩、黄连、厚朴、石菖蒲、制半夏、芦根、栀子、豆豉。

4.2.3　痰瘀互结证

病机：痰浊瘀血，互相交结。

治法：理气化痰，活血化瘀。

推荐方药：失笑散[6-8,11,22,33]（《太平惠民和剂局方》）、丹参饮[6,7,11,22,33]（《时方歌括》）合平胃散[11,22]（《太平惠民和剂局方》）加减（Ⅳ级证据，有选择性地推荐）。

常用药：蒲黄、五灵脂、丹参、檀香、砂仁、苍术、厚朴、陈皮、甘草、生姜、大枣。

4.2.4　脾虚血瘀证

病机：脾胃虚损，瘀血留滞。

治法：益气健脾，化瘀和胃。

推荐方药：香砂六君子汤[6,7,10,11,13]（《古今名医方论》）合化积丸（《类证治裁》）加减（Ⅳ级证据，有选择性地推荐）。

常用药：人参、茯苓、白术、木香、砂仁、陈皮、半夏、甘草、莪术、香附、槟榔、瓦楞子、五灵脂、丹参、三七。

无症状体征经体检发现者可根据患者情况参考使用。

胃息化积汤：黄芪20g，党参15g，炒白术15g，炒枳壳15g，厚朴30g，陈皮15g，九香虫10g，醋莪术15g，丹参15g，山慈菇15g，半枝莲20g，三七粉（冲）6g，白及15g，炙甘草10g。每日1剂，分早晚两次服。湿热盛者加藤藜根，去九香虫。虚寒盛者加桂枝，干姜。腺瘤息肉病例连服8周。增生性息肉，炎性息肉病例连服4周（Ⅱ级证据，有选择性地推荐）[27]。

平息愈疡汤：黄芪20g，白芍15g，茯苓15g，白术15g，苏梗10g，延胡索10g，乌贼骨15g，白及15g，三七粉（冲服）2g，当归12g，仙鹤草15g，白花蛇舌草20g，炙甘草3g。湿热盛者，可加蒲公英15g。虚寒盛者，可加用桂枝10g，干姜5g。气滞明显者，可加木香6g，莪术10g。上方水煎，1日1剂，分早晚服。根据病灶大小及治疗情况约服4~8周（Ⅲ级证据，有选择性地推荐）[35]。

活血消息汤：丹参30g，生地榆、凌霄花、半枝莲各15g，桃仁、赤芍、炮山甲、皂角刺、三棱、牡丹皮、槐米、山慈菇、牛膝各12g。每日煎1剂，早晚分服，小儿酌减。服药30剂为1个疗程（Ⅲ级证据，有选择性地推荐）[28]。

息肉丸（散）：白僵蚕，乌梅肉，薏苡仁，三药等量，蜜丸或散剂均可，1次3g，1日2次（Ⅳ级证据，有选择性地推荐）[29]。

4.3 外治埋线疗法

用于内镜治疗后预防复发，改善症状（Ⅱ级证据，有选择性地推荐）[26]。

取穴：中脘、胃俞、脾俞、肺俞、肾俞、天枢、关元、足三里、丰隆。

操作方法：将针灸针穿入7号注射针头内；用一次性镊子取一段长约0.3~1cm左右已消毒的羊肠线，放置于注射针头；选好穴位，常规消毒后将针头刺入穴位中，得气后一边退针管，一边推针灸针，将线注入穴位中，用棉签按压片刻，消毒针孔。

疗程：经胃镜治疗息肉后，每周埋线1次，4次为1个疗程。

4.4 预防与调护

根据不同证型进行辨证施食，饮食指导，情志调摄及健康教育等。

附录 A

（资料性附录）

指南质量方法学策略

A.1 临床证据的检索策略

以篇名为"息肉、瘤、瘤赘、瘤病、筋瘤、肠瘤、昔瘤、癥积；胃痛、胃脘痛、痞满、反酸、吐酸、嘈杂、嗳气；柴胡舒肝散、二陈汤、平胃散、温胆汤、丹参饮、失笑散、血府逐瘀汤、香砂六君子汤、黄芪建中汤、清中汤；胃息肉、腺瘤性息肉、胃癌前疾病、胃癌前病变、胃良性肿瘤、中医、中药、中医药；Gastric polyp、Gastric polyps、precancerous lesions of gastric cancer、PLGC + Traditional Chinese medicine（TCM）。"作为关键词，检索中国知网学术文献总库（CNKI），万方数据库（Wanfangdata），PubMed 等。依托于安徽省科学技术情报研究所查新中心及中国中医科学院中国医史文献研究所帮助查全，检索年限不限，选择中医及中西医结合治疗性文献为评价对象，对于来自同一单位，同一时间段以及署名为同一作者的实质内容重复的研究和报道，则选择其中一篇作为目标文章。根据以上检索策略，项目工作组在文献检索阶段共检索到与本病相关的现代文献 300 余篇，古代文献 2000 余篇。

A.2 质量评价和证据强度

A.2.1 文献质量评价

对于检索到的每篇临床文献均按以下方法分别做出文献评价。

a）随机临床试验的评价：结合 Cochrane 偏倚风险评价工具评价，选出采用改良 Jadad 量表评分大于等于 3 分的文献作为指南的证据（Jadad 量表见附录 B）。文献总体质量较差，Jadad 评分大于 3 分的有 5 篇。

b）非随机临床试验的评价：采用 MINORS 条目评分。评分指标共 12 条，每一条分为 0 ~ 2 分，前 8 条针对无对照组的研究，最高分为 16 分；后 4 条一起针对有对照组的研究，最高分共 24 分。0 分表示未报道；1 分表示报道了但信息不充分；2 分表示报道了且提供了充分的信息。选择总分大于等于 13 分的文献作为治疗性建议证据（MINORS 条目见附录 C）。文献总体质量较差，MINORS 评分大于 13 分的有 4 篇。

非随机临床试验的判定标准：指受试对象以非随机的方式进行了分组或者施以某种干预过程。对于分组方式为交替分组，即以生日，住院日，住院号等的末尾数字为奇数或偶数等情况进行分组的情况，定义为非随机。

c）队列研究及病例系列的评价：采用 NOS 量表进行文献质量评价。该标准包括 3 个方面的评价：病例组与对照组选择方法，病例组与对照组的可比性，接触暴露评估方法。评价后星数越多质量越好，最好为 10 颗。

A.2.2 证据评价分级

参照中国刘建平教授提出的关于传统医学证据分级的建议对证据评价分级。此外，我们依据文献研究的成果经专家共识，形成推荐建议。

表 A.1　证据分级标准

Ⅰa 由随机对照试验，队列研究，病例对照研究，病例系列这四种研究中至少 2 种不同类型的研究构成的证据体，且不同研究结果的效应一致
Ⅰb 具有足够把握度的单个随机对照试验
Ⅱa 半随机对照研究或队列研究
Ⅱb 病例对照试验
Ⅲa 历史性对照的病例系列
Ⅲb 自身前后对照的病例系列
Ⅳ 长期在临床上广泛运用的病例报告和历史记载的疗法
Ⅴ 未经系统研究验证的专家观点和临床试验，以及没有长期在临床上广泛运用的病例报告和历史记载的疗法

A.3　推荐等级

参照证据分级工作组提出的推荐分级：

推荐使用：有充分的证据支持其治疗，应当使用（基于Ⅰ级证据）。

有选择性地推荐：有一定的证据支持，但不够充分，在一定条件下可以使用（基于Ⅱ，Ⅲ级证据）。

建议不要使用：大多数证据表明效果不良或弊大于利（基于Ⅱ，Ⅲ级证据）。

禁止使用：有充分的证据表明无效或明显地弊大于利（基于Ⅰ级证据）。

A.4　指南工具的评价

AGREE 评测结果：包括临床领域和方法学方面的专家共计 4 位评估员，运用 AGREE 对本指南进行评价。4 位专家对指南总体评价平均分为 6 分，并愿意推荐使用该指南。

附录 B

（资料性附录）

改良的 Jadad 评分量表

项目（item）	评分（score）	依据（reasons）
随机序列的产生（random squence production）		
恰当（adequate）	2	计算机产生的随机数字或类似方法
不清楚（unclear）	1	随机试验但未描述随机分配的方法
不恰当（inadequate）	0	采用交替分配的方法如单双号
分配隐藏（allocation concealment）		
恰当（adequate）	2	中心或药房控制分配方案，或用序列编号一致的容器、现场计算机控制、密封不透光的信封或其他使临床医生和受试者无法预知分配序列的方法
不清楚（unclear）	1	只表明使用随机数字表或其他随机分配方案
不恰当（inadequate）	0	交替分配、病例号、星期日数、开放式随机号码表、系列编码信封及任何不能防止分组的可预测性的措施
盲法（blind method）		
恰当（adequate）	2	采用了完全一致的安慰剂片或类似方法
不清楚（unclear）	1	试验陈述为盲法，但未描述方法
不恰当（inadequate）	0	未采用双盲或盲的方法不恰当，如片剂和注射剂比较
撤出或退出（withdrawal）		
描述了（description）	1	描述了撤出或退出的数目和理由
未描述（undescribed）	0	未描述撤出或退出的数目或理由

注：改良后 Jadad 量表（1~3 分视为低质量，4~7 分视为高质量）

附录 C

（资料性附录）

MINORS 评价条目（适用于非随机对照试验）

序号	条目	提示
1	明确地给出了研究目的	所定义的问题应该是精确的且与可获得文献有关
2	纳入患者的连贯性	所有具有潜在可能性的患者（满足纳入标准）都在研究期间被纳入了（无排除或给出了排除的理由）
3	预期数据的收集	收集了根据研究开始前制订的研究方案中设定的数据
4	终点指标能恰当地反映研究目的	明确解释用来评价与所定义的问题一致的结局指标的标准。同时，应在意向性治疗分析的基础上对终点指标进行评估
5	终点指标评价的客观性	对客观终点指标的评价采用评价者单盲法，对主观终点指标的评价采用评价者双盲法。否则，应给出未行盲法评价的理由
6	随访时间是否充足	随访时间应足够长，以使得能对终点指标及可能的不良事件进行评估
7	失访率低于5%	应对所有的患者进行随访。否则，失访的比例不能超过反映主要终点指标的患者比例
8	是否估算了样本量	根据预期结局事件的发生率，计算了可检测出不同研究结局的样本量及其95%可信区间；且提供的信息能够从显著统计学差异及估算把握度水平对预期结果与实际结果进行比较
9~12 条适用于评价有对照组的研究的附加标准		
9	对照组的选择是否恰当	对于诊断性试验，应为诊断的"金标准"；对于治疗干预性试验，应是能从已发表研究中获取的最佳干预措施
10	对照组是否同步	对照组与试验组应该是同期进行的（非历史对照）
11	组间基线是否可比	不同于研究终点，对照组与试验组起点的基线标准应该具有相似性。没有可能导致使结果解释产生偏倚的混杂因素
12	统计分析是否恰当	用于计算可信区间或相对危险度（RR）的统计资料是否与研究类型相匹配

注：评价指标共12条，每一条分为0~2分。前8条针对无对照组的研究，最高分为16分；后4条与前8条一起针对有对照组的研究，最高分共24分。0分表示未报道；1分表示报道了但信息不充分；2分表示报道了且提供了充分的信息

附录 D

（资料性附录）

Newcastle-OttawaScale（NOS）评价标准量表

D.1　NOS 评价标准（队列研究）

D.1.1　队列的选择

D.1.1.1　暴露队列的代表性

　　a）很好的代表性*；

　　b）较好的代表性*；

　　c）代表性差，如选择志愿者、护士等；

　　d）未描述队列的来源。

D.1.1.2　非暴露队列的选择

　　a）与暴露队列来自同一人群，如同一社区*；

　　b）与暴露队列来自不同的人群；

　　c）未描述来源。

D.1.1.3　暴露的确定

　　a）严格确定的记录（如外科的记录）*；

　　b）结构式问卷调查*；

　　c）自己的记录；

　　d）未描述。

D.1.1.4　研究开始时没有研究对象已经发生研究的疾病

　　a）是*；

　　b）否。

D.1.2　可比性

D.1.2.1　暴露队列和非暴露队列的可比性（设计和分析阶段）

　　a）根据最重要的因素选择和分析对照*；

　　b）根据其他的重要因素（例如第二重要因素）选择和分析对照*。

注1：可以理解为是否对重要的混杂因素进行了校正

D.1.3　结果

D.1.3.1　结果的测定方法

　　a）独立的、盲法测定或评估*；

　　b）根据可靠地记录*；

　　c）自己的记录；

　　d）未描述。

D.1.3.2　对于所研究的疾病，随访时间是否足够长

　　a）是的*；

　　b）否（时间太短，多数未发生所研究的疾病）。

D.1.3.3　随访的完整性

　　a）随访完整，对所有的研究对象均随访到*；

b）随访率＞80%（评价者自己可以确定一个合适的随访率），少数失访，失访小并对失访者进行了描述分析*；

c）随访率＜80%，对失访者没有进行描述。

d）未描述

注2：*为给分点。NOS量表满分9颗"*"，5颗"*"及以上为相对高质量文献。每一项研究在"选择"和"暴露"上的每一个条目最多可以有一个，而在"可比性"上的条目最多可以有两个

D.2　NOS评价标准（病例对照研究）

D.2.1　病例组和对照组的选择

D.2.1.1　病例的定义和诊断是否恰当

a）是的，疾病的定义和诊断是正确、独立和有效的（如至少2名医生共同对病例做出诊断，或至少依据2种或2次的诊断结果；或者查阅了原始记录，如X线、医院病历*；

b）是的，并有联动数据（如根据肿瘤登记数据中的ICD编码来判断是否为病例）或基于自我报告，但无原始记录；

c）没有描述。

D.2.1.2　病例的代表性

a）连续收集且有代表性的病例（如规定时间内患有目标疾病的所有合格病例；或特定饮水供应区的所有病例；或特定医院或诊所、一组医院、健康管理机构的所有病例；或从这些病例中得到的一个合适的样本，如随机样本*；

b）存在潜在的选择性偏倚或者没有阐明。

D.2.1.3　对照的选择

a）社区对照*；

b）医院对照；

c）没有描述。

D.2.1.4　对照的定义

a）没有疾病史（或未发生终点事件*；

b）没有说明来源；

D.2.2　可比性

a）研究控制了_____（选择最重要的因素，如年龄）（如设计时，病例和对照按年龄匹配；或两组人群的年龄比较无统计学差异）*；

b）研究控制了其他重要的混杂因素（如设计时，病例和对照除按年龄匹配以外，还匹配了其他因素；或两组人群的其他重要混杂因素之间的比较无统计学差异*。

注3：基于设计或分析所得的病例与对照的可比性

D.2.3　暴露

D.2.3.1　暴露的调查和评估方法

a）可靠的记录（例如手术记录）*；

b）在盲法（不清楚谁是病例，谁是对照）的情况下，采用结构化调查获得*；

c）在非盲（已清楚谁是病例，谁是对照）的情况下进行的调查；

d）书面的自我报告或病历记录；

e）无描述。

D.2.3.2　病例和对照的暴露是否采用了相同的确定方法

a）是*；

b）没有。

D.2.3.3 无应答率

a) 两组的无应答相同 *；

b) 无描述；

c) 两组的无应答率不同且没有说明原因。

注4：*为给分点。NOS 量表满分9颗"*"，5颗"*"及以上为相对高质量文献。每一项研究在"选择"和"暴露"上的每一个条目最多可以有一个，而在"可比性"上的条目最多可以有两个

参 考 文 献

[1] 莫剑忠，江石湖，萧树东，等．江绍基胃肠病学［M］．上海：上海科学技术出版社，2014：158.

[2] 姚希贤．临床消化病学［M］．天津：天津科学技术出版社，1999：589.

[3] 中华医学会．临床诊疗指南·消化系统疾病分册［M］．北京：人民卫生出版，2005：62－63.

[4] 莫剑忠，江石湖，萧树东，等．江绍基胃肠病学［M］．上海：上海科学技术出版社，2014：539.

[5] 陈灏珠，林果为．实用内科学［M］．北京：人民卫生出版，2011：2061.

[6] 刘泽延．胃息肉的中医辨证治疗［J］．河南中医，2006，26（10）：82－83.（证据分级：Ⅳ）

[7] 许文学，杨建宇，李杨，等．中医治疗癌前病变专题讲座（五）—胃息肉［J］．中国中医药现代远程教育，2012，10（7）：148－149.（证据分级：Ⅳ）

[8] 朱碧媛，邓丽娥，何少初，等．何世东老中医治疗胃息肉经验介绍［J］．新中医，2013，45（10）：173－174.（证据分级：Ⅳ）

[9] 宋宏宾，陈大权．胃息肉治验1例［J］．山西中医，2012，28（2）：60.（证据分级：Ⅳ）

[10] 黄明河．脾胃疑难病证治验采撷［J］．中华中医药杂志，2008（23）：328－330.（证据分级：Ⅳ）

[11] 王平，魏睦新．魏睦新教授采用化痰消瘀法治疗胃息肉经验介绍［J］．中国中西医结合消化杂志，2014（22）：749－751.（证据分级：Ⅳ）

[12] 田耀洲，马丽苹，夏军权，等．中西医结合治疗胃肠道息肉51例临床观察［J］．中国中西医结合消化杂志，2002，10（1）：44－45.（证据分级：Ⅲ，MINORS评分：12分）

[13] 肖淑娟，付智纲．辨证治疗胃息肉病100例［J］．江西中医药，2003，34（12）：17.（证据分级：Ⅲ，MINORS评分：12分）

[14] 杨璐，陈大权．中医药治疗胃肠道腺瘤性多发息肉［J］．长春中医药大学学报，2013，29（4）：630－631.（证据分级：Ⅳ）

[15] 葛桂萍．内镜下微波加中药内服治疗消化道息肉70例［J］．陕西中医，2006，27（1）：42－43.（证据分级：Ⅱ，Jadad评分：3分）

[16] 王德媛，曹志群．从"脾主卫"学说浅述胃肠息肉［J］．光明中医，2015，30（3）：451－452.（证据分级：Ⅴ）

[17] 袁红霞，高玉德．益气活血法治疗胃内炎性息肉［J］．天津中医学院学报，1992（3）：21－22.（证据分级：Ⅲ，MINORS评分：10分）

[18] 谢胜，侯秋科．温胃阳汤预防胃肠道息肉复发的机制及临床研究初探——感悟中医的胃肠道息肉［J］．辽宁中医药大学学报，2011（12）：21－22.（证据分级：Ⅲ，MINORS评分：14分）

[19] 高寒，俞尚德．浅谈胃息肉的中医药治疗［J］．浙江临床医学，2000，2（11）：756.（证据分级：Ⅲ，MINORS评分：12分）

[20] 黄露芬，黄国义．四联疗法续服中药治疗胃多发性炎性息肉15例［J］．中国社区医师，2005年，21（16）：27.（证据分级：Ⅲ，MINORS评分：14分）

[21] 庄千友．水蛭在疑难疾病中应用体会［J］．中医杂志，1999，40（8）：469－470.（证据分

级：Ⅴ）

[22] 李培武，刘凤斌. 胃息肉内镜治疗术后的中医辨证辨病论治 [J]. 中国中医急症，2014，23 (4)：649 – 651. （证据分级：Ⅳ）

[23] 李卫军. 健脾祛瘀合剂联合胃镜下电凝电切术治疗老年胃息肉 [J]. 吉林中医药，2014，34 (10)：1055 – 1057. （证据分级：Ⅱ，Jadad 评分：3 分）

[24] 蓝宝华. 内镜下高频电切联合中药治疗消化道息肉的疗效观察 [J]. 当代医学，2014，20 (15)：28 – 29. （证据分级：Ⅱ，Jadad 评分：3 分）

[25] 唐付才，王小芳. 微波联合中药治疗胃息肉 30 例 [J]. 湖南中医药导报，2001，7 (4)：162. （证据分级：Ⅲ，Jadad 评分：1 分）

[26] 韦艳碧. 穴位埋线配合中药防治胃肠腺瘤性息肉再发 63 例 [J]. 中医外治杂志，2011，20 (2)：10 – 11. （证据分级：Ⅱ，Jadad 评分：3 分）

[27] 牛克梅，徐敏，牛兴东，等. 中西医结合治疗胃息肉 100 例临床观察 [J]. 内蒙古中医药，2012，31 (23)：61 – 63. （证据分级：Ⅲ，MINORS 评分：14 分）

[28] 马伯涵. 中药治疗胃肠道息肉 30 例 [J]. 陕西中医，1991，12 (2)：58. （证据分级：Ⅲ，MINORS 评分：10 分）

[29] 汪楠，王垂杰. 李曰胜自拟息肉丸（散）治疗胃肠息肉 [J]. 实用中医内科杂志，2013，27 (4)：23. （证据分级：Ⅳ）

[30] 万黎，屠连茹. 胃息肉治验一则 [J]. 中医杂志，1991 (08)：29. （证据分级：Ⅴ）

[31] 戴永生. 五行辨治三则例析 [J]. 中医药学刊，2004，24 (5)：805 – 806. （证据分级：Ⅳ）

[32] 何公达. 息肉平汤加减治疗消化道息肉 15 例 [J]. 江苏中医，1996，17 (3)：16 – 17. （证据分级：Ⅲ，MINORS 评分：10 分）

[33] 陈妍，韩树堂. 浅谈从痰瘀论治消化道息肉 [J]. 江苏中医药，2011，43 (3)：32 – 33. （证据分级：Ⅳ）

[34] 闫玲玲，高彬，黄驭，等. 自拟消瘰汤对 Hp 相关性增生性胃息肉肝郁痰凝气滞证治疗作用的观察 [J]. 中医药临床杂志，2013，25 (1)：46 – 47. （证据分级：Ⅱ，Jadad 评分 3 分）

[35] 许永攀，刘晓勤，汶明琦，等. 平息愈疡汤联合胃镜下射频电切术治疗胃息肉 98 例 [J]. 现代中医药，2009，29 (3)：9 – 10. （证据分级：Ⅲ，MINORS 评分 14 分）

[36] 吴勉华，王新月. 中医内科学 [M]. 9 版. 北京：中国中医药出版社，2012：182 – 199，263.

ICS 11.120
C 05

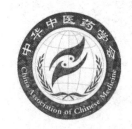

团 体 标 准

T/CACM 1222—2019

中医内科临床诊疗指南
胃 缓

Clinical guidelines for diagnosis and treatment of internal diseases in TCM
Down-bearing stomachache

2019-01-30 发布

2020-01-01 实施

中华中医药学会 发布

前　言

本指南依照 GB/T 1.1—2009 给出的规则起草。

本指南由中华中医药学会提出并归口。

本指南主要起草单位：福建中医药大学附属第二人民医院、贵阳中医学院第一附属医院、安徽中医药大学第二附属医院、福建宁德市中医院，福建龙岩市中医院、甘肃省中医院、广西中医药大学附属瑞康医院、广西柳州市中医院、上海中医药大学附属龙华医院、中国医科大学附属盛京医院。

本标准主要起草人：黄恒青、王敏、陈苏宁、陈远能、李学军、税典奎、田旭东、唐志鹏、张方东、章浩军。

引　言

胃缓常见于西医学"胃下垂"病。有关胃缓的记载最早来源于《灵枢·本脏》："脾应肉，肉䐃坚大者胃厚，肉䐃么者胃薄。肉䐃小而么者胃不坚；肉䐃不称身者胃下，胃下者，下管约不利。肉䐃不坚者，胃缓。"《实用中医内科学》（1985 年 6 月第一版）一书首次把"胃缓"定为病名，正式归入脾胃病证类。中国传统医学在几千年的临床实践中，对胃缓的治疗积累了丰富的经验，但这些经验缺乏统一的最佳诊疗方案，辨证分型仍无统一标准，不利于临床借鉴、应用及研究。本诊疗指南立足我国胃缓诊治的实际状况，深入总结研究古今文献胃缓的发病学规律、病因病机和证候、治疗、预防调护等，学习应用古今中医药治疗胃缓的理论和方法，深入探讨胃缓中医诊疗方案，筛选安全、有效、合理的治疗方法、药物，在临床实践中加以验证，完善、优化形成中医防治胃缓临床诊疗指南，并推广应用，更好地服务临床与社会。

本指南主要针对胃缓的中医药的诊断和治疗建议，为中医临床提供参考。主要目的是推荐有循证医学证据的胃缓病中医诊断与治疗，规范中医临床诊疗过程。

本指南为国家中医药管理局立项的"2014 年中医药部门公共卫生服务补助资金中医药标准制修订项目"之一，项目负责部门中华中医药学会，在中医临床指南制修订专家总指导组和中医消化科专家指导组的指导、监督下实施。修订过程与任何单位、个人无利益关系。

本指南由中华中医药学会组织，在中医临床指南制修订专家总指导组和中医消化病专家指导组的指导、监督下实施，文献评价小组确定筛选证据的标准，并通过检索多个数据库，筛选出符合纳入标准的文献，并进行文献质量评价及证据分级，根据证据级别达成专家组共识，并提出推荐意见，初步制定出针对胃缓病的中医临床实践指南。

中医内科临床诊疗指南　胃缓

1　范围

本指南提出了胃缓的诊断、辨证、治疗、疗效评价和预防调护建议。

本指南适用于18周岁以上人群胃缓的诊断和防治。

本指南适用于中医脾胃病科、中西医结合消化病科和中医内科临床从业医师使用。西医消化科从业医师和其他学科中医师也可参照本指南中的相关内容。

对于中医诊断为"胃缓"及西医诊断为"胃下垂"等疾病均可考虑本指南辨证论治。

2　定义

下列术语和定义适用于本指南。

2.1

胃缓　Down-bearing stomachache

多因禀赋薄弱、饮食失调、七情内伤、劳倦过度等，使中气亏虚并下陷，固护升举无力，以脘腹坠胀为主，或有疼痛，食后或站立时为甚的疾病[1-2]。相当于西医的胃下垂。

3　临床诊断

3.1　中医诊断

3.1.1　中医病名诊断

胃缓是指以脘腹坠胀或有疼痛为主症，伴有倦怠乏力、纳食欠佳、恶心嗳气、体瘦肌削等表现的病证。

3.1.2　中医证候诊断

3.1.2.1　脾虚气陷证

主症：a）脘腹重坠作胀；b）食后、站立或劳累后加重；c）不思饮食。

次症：a）面色萎黄；b）精神倦怠；c）舌淡，有齿痕，苔薄白；d）脉细或濡。

3.1.2.2　胃阴不足证

主症：a）脘腹痞满，隐隐作坠疼痛；b）舌质红或有裂纹，少津少苔；c）饥不欲食；d）口干咽燥。

次症：a）纳呆消瘦；b）烦渴喜饮；c）大便干结；d）脉细或细数。

3.1.2.3　脾肾阳虚证

主症：a）脘腹坠胀冷痛，喜温喜按；b）遇冷或劳累后加重；c）畏寒肢冷；d）得食痛减，食后腹胀。

次症：a）倦怠乏力；b）食欲不振；c）大便溏薄，或完谷不化；d）腰膝冷痛；e）舌淡，边有齿痕，苔薄白；f）脉沉细或迟。

3.1.2.4　脾虚饮停证

主症：a）脘腹坠胀不舒；b）胃内振水声或水在肠间辘辘有声；c）呕吐清水痰涎。

次症：a）头晕目眩；b）心悸气短；c）舌淡胖有齿痕，苔白滑；d）脉弦滑或弦细。

证候确定：主症2项（第a）项必备）加次症2项。

注1：本病中医诊断参考《中医胃肠病学》[3]。本病的辨证分型参考《中医消化病诊疗指南》[4]，以及文献相关证型出现的频次统计，最后通过专家共识法制定。

3.2 西医诊断

3.2.1 诊断原则

本病西医诊断参照《江绍基胃肠病学》[5]；X射线钡餐诊断参考《江绍基胃肠病学》[5]及《胃下垂X线钡餐诊断标准的探讨》[6]；超声诊断：参考《超声诊断学》[7]及《实用腹部超声诊断学》[8]，上述诊断最后均通过专家共识法确定。

症状：轻度胃下垂多无明显症状。中度以上胃下垂患者则可表现为不同程度的上腹部饱胀感，食后尤甚，并可见嗳气、厌食、便秘、腹痛等症状。腹胀可于餐后、站立过久和劳累后加重，平卧时减轻。此外患者常有消瘦、乏力、低血压、心悸和眩晕等表现。

体征：肋下角常小于90°。站立时由于胃下垂，上腹部可常触及较明显的腹主动脉搏动。部分患者可有上腹部轻压痛，压痛点不固定。冲击触诊或快速变换体位可听到脐下振水声。有些瘦长体形患者可触及下垂的肝、脾、肾等脏器。

X射线钡餐造影检查：立位时可见胃体明显下降、向左移位，胃小弯角切迹低于髂嵴连线水平，胃蠕动减弱或见不规则的微弱蠕动收缩波。根据站立位胃角切迹与两侧髂嵴连线的位置，将胃下垂分为三度：轻度：角切迹的位置低于髂嵴连线下1.0～5.0cm；中度：角切迹的位置位于髂嵴连线下5.1～10.0cm；重度：角切迹的位置低于髂嵴连线下10.1cm以上。

超声检查：口服胃造影剂可见充盈扩张的胃腔无回声区，站立位时位置降低，胃小弯低于脐水平以下。轻度胃下垂者在脐水平以下5cm以内，中度胃下垂者胃小弯在脐水平下5～8cm，重度胃下垂者大于8cm。

3.3 鉴别诊断

3.3.1 胃痞

胃缓之脘腹痞满多见于饭后，同时兼有坠胀疼痛，或脘腹部常有形可见，和胃痞不同。

3.3.2 胃脘痛

胃缓之胃脘疼痛主要为坠痛，而且在平卧后疼痛即可减轻或消失，站立或活动时加剧。

4 临床治疗与推荐建议

4.1 中医分型论治

4.1.1 脾虚气陷证

病机：脾胃虚弱，中气下陷。

治法：健脾益气，升阳举陷。

推荐方药：补中益气汤（《内外伤辨惑论》）加减[9,10]（推荐强度：E；证据级别：Ⅳ级）。

常用药：黄芪、炙甘草、人参、当归、橘皮、升麻、柴胡、白术等。

推荐中成药：补中益气丸（合剂、颗粒），口服。小蜜丸1次9g，大蜜丸1次1丸，水丸1次6g，1日2～3次。合剂：口服。1次10～15mL，1日3次。颗粒剂：口服。1次1袋，1日2～3次。【规格】丸剂：大蜜丸，每丸重9g；颗粒剂，每袋装3g（推荐强度：E；证据级别：Ⅳ级）。

4.1.2 胃阴不足证

病机：胃阴亏虚，胃失濡养，和降失常。

治法：滋阴润燥、养阴益胃。

推荐方药：益胃汤（《温病条辨》）加减（推荐强度：E；证据级别：Ⅳ级）。

常用药：北沙参、麦冬、生地黄、玉竹等。

推荐中成药：阴虚胃痛颗粒，开水冲服。1次1袋，1日3次。【规格】每袋装10g（推荐强度：E；证据级别：Ⅳ级）。

胃乐宁片：口服。1次1片，1日3次。【规格】每片重0.13g（推荐强度：E；证据级别：Ⅳ级）。

养胃舒胶囊（颗粒）：胶囊剂，口服。1次3粒，1日2次。颗粒剂，一次10~20g，一日2次。

【规格】胶囊剂：每粒装0.4g；颗粒剂：每袋装10g（推荐强度：E；证据级别：Ⅳ级）。

4.1.3 脾肾阳虚证

病机：脾肾阳虚，胃失温养。

治法：温阳散寒，补益脾肾。

推荐方药1：附子理中汤（《三因极一病证方论》）加减（推荐强度：E；证据级别：Ⅳ级）。

常用药：炮附子（先下）、人参、干姜、白术、炙甘草等。

推荐方药2：补中益气汤合附子理中汤[11,12]加减（推荐强度：E；证据级别：Ⅳ级）。

常用药：黄芪、甘草、人参、当归、橘皮、升麻、柴胡、白术、干姜、炮附子（先下）等。

推荐中成药：附子理中丸，口服。水蜜丸1次6g，小蜜丸1次9g，大蜜丸1次1丸，1日2~3次（推荐强度：E；证据级别：Ⅳ级）。

4.1.4 脾虚饮停证

病机：脾胃虚弱，痰饮停胃。

治法：健脾和胃，温化痰饮。

推荐方药：小半夏汤合苓桂术甘汤加减（推荐强度：E；证据级别：Ⅳ级）。

常用药：茯苓、桂枝、白术、姜半夏、生姜、炙甘草等。

4.2 兼证加减

食滞证：麦芽、谷芽、神曲、莱菔子、鸡内金、焦山楂。

湿热证：薏苡仁、白扁豆、茵陈、佩兰、豆蔻、黄连。

肝郁证：柴胡、香附、郁金、玫瑰花、绿萼梅、佛手。

血瘀证：莪术、丹参、桃仁、赤芍、蒲黄、五灵脂。

注2：可选2种药物（推荐强度：E；证据级别：Ⅳ级）。

4.3 兼症加药

反酸、吞酸、烧心、嘈杂：海螵蛸、煅龙骨、煅牡蛎、珍珠母、煅瓦楞、黄连、吴茱萸。

恶心、呕吐：旋覆花（布包）、制半夏、竹茹、砂仁、苏梗、枇杷叶、生姜、陈皮。

失眠、多梦：夜交藤、酸枣仁、琥珀、茯神、龙齿、珍珠母、合欢皮；吴茱萸粉适量（外敷涌泉穴）。

便秘：火麻仁、桃仁、冬瓜仁、瓜蒌、杏仁、肉苁蓉、莱菔子、生枇杷叶、生白术。

泄泻、便溏：仙鹤草、炒山药、石榴皮（壳）、煨诃子、芡实、莲子、茯苓。

注3：可选2种药物（推荐强度：E；证据级别：Ⅳ级）。

4.4 外治法

4.4.1 针刺[13-15]（推荐强度：E；证据级别：Ⅳ级）

针灸是治疗胃缓的可选择治法。治疗胃缓的针刺常用取穴有：中脘、气海、百会、胃俞、脾俞、足三里、关元、梁门、天枢。灸法常用取穴有：百会、足三里、关元、脾俞、胃俞、中脘。

4.4.2 推拿[16]（推荐强度：E；证据级别：Ⅳ级）

4.4.2.1 腹部操作

取穴及部位：中脘、鸠尾、天枢、气海、关元、腹部。

主要手法：揉、一指禅推法、托、振、摩法等手法。

4.4.2.2 背部操作

取穴及部位：肝俞、脾俞、胃俞、气海俞、关元俞、背部肩胛部、胁肋部。

主要手法：一指禅推法、按、揉、插法等手法。

5 预防与调护

饮食有节，忌过饥过饱、偏嗜五味，避免食后劳作，宜少食多餐，食用富有营养、易消化的食物，忌冷硬、辛辣刺激等食物，饭后短时间可平卧休息。

保持乐观心态，避免不良情绪。

加强体育锻炼，如太极拳、保健体操、腹肌练习等，持之以恒，坚持不懈，但忌剧烈运动及重体力劳作。

附录 A

（资料性附录）

指南制订方法说明

A.1 临床证据的检索策略

A.1.1 以"胃缓""胃下垂""胃下"为检索词，检索中国期刊文献数据库（CNKI）、万方数据库、维普数据库、中国生物医学文献数据库、中国优秀博硕士学位论文全文数据库、中国中医药文献数据库、超星数字图书馆；以"Gastroptosis、Ventroptosia"为关键词，检索外文医学信息资源检索平台，检索年限为建库至 2015 年 3 月。检索各数据库，共获得了文献电子全文 729 篇。

A.1.2 文献纳入标准：a）中医药关于胃缓的病名，病因，病机，诊断，治疗，预防调护的文献；b）病例数在 20 例以上；c）名老中医关于胃缓的经验。

A.1.3 文献排除标准：a）诊断标准、疗效标准不明确者；b）合并其他系统严重并发症者；c）采用中西医结合干预者；d）病例系列样本量小于 20 例者；e）明显与所要形成的指南不相关的文献或重复文献。

A.1.4 文献检索完成后经过初步筛选，进行文献定性分析，并选择治疗性文献，再次进行筛选。排除标准：a）自拟方；b）外治法中非 RCT 文献。共筛选出文献 111 篇，其中 RCT 文献 72 篇，非 RCT 文献 39 篇。

A.2 文献质量评价

对所纳入的每篇临床文献进行文献资料提取，均按以下方法分别做出文献评价。

a）随机临床试验的评价：采用改良 Jadad 量表评分（Jadad 量表见附录 B）。文献总体质量较差，改良 Jadad 评分≥3 分的有 1 篇。

b）非随机临床试验的评价：采用 MINORS 条目评分（MINORS 条目见附录 C）。文献总体质量较差，MINORS 评分其中≥10 分仅 4 篇文献。文献质量普遍较低。

非随机临床试验的判定标准：指受试对象以非随机的方式进行了分组或者施以某种干预过程。对于分组方式为交替分组，即以生日、住院日、住院号等的末尾数字为奇数或偶数等情况进行分组的情况，定义为非随机。

A.3 证据强度及推荐等级

A.3.1 循证证据形成推荐建议：对证据进行评价，将证据转化为推荐建议。根据推荐建议所支持证据的质量对不同推荐建议给出相应的推荐强度，推荐强度的级别应与证据的级别相关。

A.3.2 专家共识形成推荐建议：对于质量较低的证据和有些临床诊疗措施在临床有效但缺乏高级别的循证医学证据时，可通过专家问卷、召开专家讨论会等专家共识法达成专家共识，形成推荐意见。因文献质量普遍较低，故本指南的证据均需取得专家共识后方列入推荐。本指南文献依据分级及推荐级别，见下表。

表 A.1 文献依据分级及推荐级别

中医文献依据分级	推荐级别
Ⅰ 大样本，随机研究，结果清晰，假阳性或假阴性的错误很低	A 至少有 2 项Ⅰ研究结果支持
Ⅱ 小样本，随机研究，结果不确定，假阳性和/或假阴性的错误很高	B 仅有 1 项Ⅰ研究结果支持

中医文献依据分级	推荐级别
Ⅲ 非随机，同期对照研究和基于古代文献的专家共识	C 仅有Ⅱ级研究结果支持
Ⅳ 非随机，历史对照和当代专家共识	D 至少有 1 项Ⅲ级研究结果支持
Ⅴ 病例报道，非对照研究和专家意见	E 仅有Ⅳ或Ⅴ级研究结果支持

说明：a）推荐级别（或推荐强度）分为 A、B、C、D，E 五级。强度以 A 级为最高，并依次递减。b）该标准的"研究课题分级"中，大样本、小样本定义为：大样本：≥100 例的高质量的单篇随机对照试验报道或系统综述报告。小样本：＜100 例的高质量的单篇。c）Ⅲ级中"基于古代文献的专家共识"是指古代医籍记载、历代沿用至今、当代专家意见达成共识者。Ⅳ级中"当代专家共识"是指当代专家调查意见达成共识者。Ⅴ级中的"专家意见"仅指个别专家意见。

A.4 指南工具的评价

包括临床领域和方法学方面的专家共计 4 位评估员，运用 AGREE Ⅱ 对本指南进行评价。4 位专家对指南总体评价均为 5 分以上，并愿意推荐使用该指南。

附录 B

（资料性附录）

改良的 Jadad 评分量表

项目（item）	评分（score）	依据（reasons）
随机序列的产生（random squence production）		
恰当（adequate）	2	计算机产生的随机数字或类似方法
不清楚（unclear）	1	随机试验但未描述随机分配的方法
不恰当（inadequate）	0	采用交替分配的方法如单双号
分配隐藏（allocation concealment）		
恰当（adequate）	2	中心或药房控制分配方案，或用序列编号一致的容器、现场计算机控制、密封不透光的信封或其他使临床医生和受试者无法预知分配序列的方法
不清楚（unclear）	1	只表明使用随机数字表或其他随机分配方案
不恰当（inadequate）	0	交替分配、病例号、星期日数、开放式随机号码表、系列编码信封及任何不能防止分组的可预测性的措施
盲法（blind method）		
恰当（adequate）	2	采用了完全一致的安慰剂片或类似方法
不清楚（unclear）	1	试验陈述为盲法，但未描述方法
不恰当（inadequate）	0	未采用双盲或盲的方法不恰当，如片剂和注射剂比较
撤出或退出（withdrawal）		
描述了（description）	1	描述了撤出或退出的数目和理由
未描述（undescribed）	0	未描述撤出或退出的数目或理由

注：改良后 Jadad 量表（1~3 分视为低质量，4~7 分视为高质量）

附录 C

（资料性附录）

MINORS 评价条目（适用于非随机对照试验）

序号	条目	提　示
1	明确地给出了研究目的	所定义的问题应该是精确的且与可获得文献有关
2	纳入患者的连贯性	所有具有潜在可能性的患者（满足纳入标准）都在研究期间被纳入了（无排除或给出了排除的理由）
3	预期数据的收集	收集了根据研究开始前制订的研究方案中设定的数据
4	终点指标能恰当地反映研究目的	明确解释用来评价与所定义的问题一致的结局指标的标准。同时，应在意向性治疗分析的基础上对终点指标进行评估
5	终点指标评价的客观性	对客观终点指标的评价采用评价者单盲法，对主观终点指标的评价采用评价者双盲法。否则，应给出未行盲法评价的理由
6	随访时间是否充足	随访时间应足够长，以使得能对终点指标及可能的不良事件进行评估
7	失访率低于 5%	应对所有的患者进行随访。否则，失访的比例不能超过反映主要终点指标的患者比例
8	是否估算了样本量	根据预期结局事件的发生率，计算了可检测出不同研究结局的样本量及其 95% 可信区间；且提供的信息能够从显著统计学差异及估算把握度水平对预期结果与实际结果进行比较
9~12 条适用于评价有对照组的研究的附加标准			
9	对照组的选择是否恰当	对于诊断性试验，应为诊断的" 金标准"；对于治疗干预性试验，应是能从已发表研究中获取的最佳干预措施
10	对照组是否同步	对照组与试验组应该是同期进行的（非历史对照）
11	组间基线是否可比	不同于研究终点，对照组与试验组起点的基线标准应该具有相似性。没有可能导致使结果解释产生偏倚的混杂因素
12	统计分析是否恰当	用于计算可信区间或相对危险度（RR）的统计资料是否与研究类型相匹配

注： 评价指标共 12 条，每一条分为 0~2 分。前 8 条针对无对照组的研究，最高分为 16 分；后 4 条与前 8 条一起针对有对照组的研究，最高分共 24 分。0 分表示未报道；1 分表示报道了但信息不充分；2 分表示报道了且提供了充分的信息

参 考 文 献

[1] 国家技术监督局. GB/T16751.1—1997. 中医临床诊疗术语国家标准（疾病部分）[S]. 北京：中国标准出版社，1997.

[2] 王永炎，严世芸. 实用中医内科学 [M]. 2 版. 上海：上海科学技术出版社，2009：314.

[3] 李乾构，王自立. 中医胃肠病学 [M]. 1 版. 北京：中国医药科技出版社，1993：219.

[4] 李乾构，周学文，单兆伟. 中医消化病诊疗指南 [M]. 北京：中国中医药出版社，2006：52 - 55.

[5] 莫剑忠. 江绍基胃肠病学 [M]. 上海：上海科学技术出版社，2014：549 - 550.

[6] 马玉富. 胃下垂 X 线钡餐诊断标准的探讨 [J]. 中国医学影像学杂志，2001，9（6）：462 - 463.

[7] 钱蕴秋. 超声诊断学 [M]. 2 版. 西安：第四军医大学出版社，2008：368.

[8] 曹海根. 实用腹部超声诊断学 [M]. 北京：人民卫生出版社，2006：222.

[9] 杨宪煌. 补中益气汤加减治疗胃下垂 36 例疗效观察 [J]. 实用中医内科杂志，2007，21（8）：55.（Ⅱ级，改良 Jadad 评分 1 分）

[10] 杨芳芳. 加味补中益气汤治疗胃下垂疗效观察 [J]. 实用医技杂志，21（4）：434 - 435（Ⅰ级，改良 Jadad 评分 1 分）

[11] 张华. 温阳健脾、升阳举陷法治疗胃下垂 80 例疗效观察 [J]. 2012，29（1）：32 - 33.（Ⅰ级，改良 Jadad 评分 1 分）

[12] 陈奋伟，颜春悦. 补中益气汤加附子理中汤治疗胃下垂临床研究 [J]. 实用中医内科杂志，2012，26（7）：81 - 82.（Ⅲ级，MINORS 条目评分 14 分）

[13] 孙国杰. 针灸学 [M]. 2 版，北京：人民卫生出版社，2011：791 - 792.

[14] 石学敏. 针灸治疗学 [M]. 2 版，北京：人民卫生出版社，2011：431 - 432.

[15] 王启才. 针灸治疗学 [M]. 北京：中国中医药出版社，2007：108.

[16] 宋柏林，于天源. 推拿治疗学 [M]. 2 版. 北京：人民卫生出版社，2012：219 - 220.

ICS 11.120
C 05

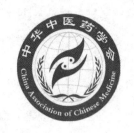

团 体 标 准

T/CACM 1223—2019
代替 ZYYXH/T 79—2008

中医内科临床诊疗指南
胃 下 垂

Clinical guidelines for diagnosis and treatment of internal diseases in TCM

Gastroptosis

2019-01-30 发布

2020-01-01 实施

中华中医药学会 发布

前　言

本指南依照 GB/T 1.1—2009 给出的规则起草。

本指南替代了 ZYYXH/T 79—2008 中医内科临床诊疗指南·胃下垂，与 ZYYXH/T 79—2008 相比主要技术变化如下：

——修改了先前版本中的胃下垂治疗兼证加减、兼症加药（见 4.2、4.3）；

——删除先前版本中主证肝胃不和证，将肝郁证作为兼证（见 4.2）；

——增加了超声诊断（见 3.1）；

——增加了鉴别诊断（见 3.3）；

——增加了针刺治疗（见 4.4.1）；

——增加了预防调护（见 5）；

——增加了辨证论治中方剂循证医学证据等级（见 4.1）；

本指南由中华中医药学会提出并归口。

本指南主要起草单位：福建中医药大学附属第二人民医院、上海中医药大学附属龙华医院、安徽中医药大学第二附属医院、福建宁德市中医院，福建龙岩市中医院、贵阳中医学院第一附属医院、广西中医药大学附属瑞康医院、广西柳州市中医院、甘肃省中医院、中国医科大学附属盛京医院。

本标准主要起草人：柯晓、唐志鹏、陈苏宁、陈远能、李学军、税典奎、田旭东、王敏、张方东、章浩军。

本标准于 2008 年 7 月首次发布，2019 年 1 月第一次修订。

引　言

胃下垂是临床的常见病、多发病，有研究[1]报道胃下垂的总体发生率为 9.80%，女性明显高于男性。有关胃下垂的记载最早来源于《灵枢·本脏》，"脾应肉，肉䐃坚大者胃厚，肉䐃么者胃薄。肉䐃小而么者胃不坚；肉䐃不称身者胃下，胃下者，下管约不利。肉䐃不坚者，胃缓"。现今，中医常用"胃缓"指代"胃下垂"。近年来，中药、针灸、推拿、按摩、穴位埋线等中医内治、外治方法治疗胃下垂，取得了较好的治疗效果，积累了丰富的经验，而且大量的临床报道表明，中医治疗胃下垂有较好的临床疗效。然而，虽然中医学在几千年的临床实践中，对胃下垂的治疗积累了丰富的经验，但这些经验缺乏统一的诊疗方案，辨证分型仍无统一标准，不利于临床借鉴、应用及研究。为此2008 年中华中医药学会颁布了 ZYYXH/T 79 - 2008 中医内科诊疗指南·胃下垂，以满足临床诊治和科研的需要，本诊疗指南充分讨论并结合现有诊疗指南和中医的诊疗特点，依据循证医学的原理，广泛搜集循证资料，总结胃下垂中医诊疗方面的主要观点，对原有指南进行修订，在临床实践中加以验证、完善、优化，并推广应用，更好地服务临床与社会。

本指南主要针对胃下垂的中医药的诊断和治疗建议，为中医临床提供参考。主要目的是推荐有循证医学证据的胃下垂中医诊断与治疗，规范中医临床诊疗过程。

本指南为国家中医药管理局立项的"2014 年中医药部门公共卫生服务补助资金中医药标准制修订项目"之一，项目负责部门中华中医药学会，在中医临床指南制修订专家总指导组和中医消化科专家指导组的指导、监督下实施。修订过程与任何单位、个人无利益关系。

本指南由中华中医药学会组织，在中医临床指南制修订专家总指导组和中医消化病专家指导组的指导、监督下实施，文献评价小组确定筛选证据的标准，并通过检索多个数据库，筛选出符合纳入标准的文献，并进行文献质量评价及证据分级，根据证据级别达成专家组共识，并提出推荐意见，初步制定出针对胃下垂的中医临床实践指南。

中医内科临床诊疗指南　胃下垂

1　范围

本指南的主要提出胃下垂的诊断、辨证、治疗、疗效评价和预防调护建议。

本指南适用于 18 岁以上人群胃下垂的诊断和防治。

本指南适用于中医脾胃病科、中西医结合消化病科和中医内科临床从业医师使用。西医消化科从业医师和其他学科中医师也可参照本指南中的相关内容。

对于西医诊断为"胃下垂"及中医诊断为"胃缓"等疾病均可考虑本指南辨证论治。

2　定义

下列术语和定义适用于本指南。

2.1

胃下垂　Gastroptosis

属于中医学的"胃缓"范畴。是指站立时胃的下缘达盆腔，胃小弯角切迹低于髂嵴连线的病症。发生在瘦长体形、久病体弱、长期卧床少动者，常伴有其他脏器下垂[2]。

3　临床诊断

3.1　西医诊断

3.1.1　诊断原则

本病西医诊断参照《江绍基胃肠病学》[2]；X 线钡餐诊断参考《江绍基胃肠病学》[2] 及《胃下垂 X 线钡餐诊断标准的探讨》[3]。超声诊断：参考《超声诊断学》[4] 及《实用腹部超声诊断学》[5]，上述诊断最后均通过专家共识法确定。

症状：轻度胃下垂多无明显症状。中度以上胃下垂患者则可表现为不同程度的上腹部饱胀感，食后尤甚，并可见嗳气、厌食、便秘、腹痛等症状。腹胀可于餐后、站立过久和劳累后加重，平卧时减轻。此外患者常有消瘦、乏力、低血压、心悸和眩晕等表现。

体征：肋下角常小于 90°。站立时由于胃下垂，上腹部可常触及较明显的腹主动脉搏动。部分患者可有上腹部轻压痛，压痛点不固定。冲击触诊或快速变换体位可听到脐下振水声。有些瘦长体型患者可触及下垂的肝、脾、肾等脏器。

X 线钡餐造影检查：立位时可见胃体明显下降、向左移位，胃小弯角切迹低于髂嵴连线水平，胃蠕动减弱或见有不规则的微弱蠕动收缩波。根据站立位胃角切迹与两侧髂嵴连线的位置，将胃下垂分为三度：轻度：角切迹的位置低于髂嵴连线下 1.0～5.0cm；中度：角切迹的位置位于髂嵴连线下 5.1～10.0cm；重度：角切迹的位置低于髂嵴连线下 10.1cm 以上。

超声检查：口服胃造影剂可见充盈扩张的胃腔无回声区，站立位时位置降低，胃小弯低于脐水平以下。轻度胃下垂者在脐水平以下 5cm 以内，中度胃下垂者胃小弯在脐水平下 5～8cm，重度胃下垂者大于 8cm。

3.2　中医诊断

本病中医诊断参考《中医胃肠病学》[6]。本病的辨证分型参考《中医消化病诊疗指南》[7]，以及文献相关证型出现的频次统计，最后通过专家共识法制定。

3.2.1　病名诊断

本病属于中医学的"胃缓"范畴。

临床表现：以脘腹坠胀或有疼痛为主症。伴有倦怠乏力、纳食欠佳、恶心嗳气、体瘦肌削等表现。

发病特征：常为逐渐发病，病情时轻时重。空腹时轻，饱餐后重；卧位时轻，立位时重。

3.2.2 证候诊断

3.2.2.1 脾虚气陷证

主症：a）脘腹重坠作胀；b）食后、站立或劳累后加重；c）不思饮食。

次症：a）面色萎黄；b）精神倦怠；c）舌淡，有齿痕，苔薄白；d）脉细或濡。

3.2.2.2 胃阴不足证

主症：a）脘腹痞满，隐隐作坠疼痛；b）舌质红或有裂纹，少津少苔；c）饥不欲食；d）口干咽燥。

次症：a）纳呆消瘦；b）烦渴喜饮；c）大便干结；d）脉细或细数。

3.2.2.3 脾肾阳虚证

主症：a）脘腹坠胀冷痛，喜温喜按；b）遇冷或劳累后加重；c）畏寒肢冷；d）得食痛减，食后腹胀。

次症：a）倦怠乏力；b）食欲不振；c）大便溏薄，或完谷不化；d）腰膝冷痛；e）舌淡，边有齿痕，苔薄白；f）脉沉细或迟。

3.2.2.4 脾虚饮停证

主症：a）脘腹坠胀不舒；b）胃内振水声或水在肠间漉漉有声；c）呕吐清水痰涎。

次症：a）头晕目眩；b）心悸气短；c）舌淡胖有齿痕，苔白滑；d）脉弦滑或弦细。

证候确定：主症2项（第a）项必备）加次症2项。

3.3 鉴别诊断

3.3.1 慢性胃炎

临床表现与本病有类似症状，如均可有慢性腹痛与不适感、腹胀、恶心、嗳气，通过内窥镜检查和X线钡餐透视不难鉴别。

3.3.2 功能性消化不良

临床表现与本病有类似症状，如腹胀、嗳气，但X线检查无胃下垂影像。

4 临床治疗与推荐建议

4.1 中医辨证论治

4.1.1 脾虚气陷证

病机：脾胃虚弱，中气下陷。

治法：健脾益气，升阳举陷。

推荐方药：补中益气汤（《内外伤辨惑论》）加减[8,9]（推荐强度：E；证据级别：Ⅳ级）。

常用药：黄芪、炙甘草、人参、当归、橘皮、升麻、柴胡、白术等。

推荐中成药：补中益气丸（合剂、颗粒），口服。小蜜丸一次9g，大蜜丸一次1丸，水丸一次6g，一日2~3次。合剂，一次10~15ml，一日3次。颗粒，一次1袋，一日2~3次。【规格】丸剂：大蜜丸每丸重9g；颗粒：每袋装3g（推荐强度：E；证据级别：Ⅳ级）。

4.1.2 胃阴不足证

病机：胃阴亏虚，胃失濡养，和降失常。

治法：滋阴润燥、养阴益胃。

推荐方药：益胃汤（《温病条辨》）加减（推荐强度：E；证据级别：Ⅳ级）。

常用药：北沙参、麦冬、生地黄、玉竹等。

推荐中成药：阴虚胃痛颗粒，开水冲服。一次1袋，一日3次。【规格】每袋装10g（推荐强度：E；证据级别：Ⅳ级）。

胃乐宁片：口服。一次1片，一日3次。【规格】每片重0.13g（推荐强度：E；证据级别：Ⅳ级）。

养胃舒胶囊（颗粒、胶囊剂），口服。一次3粒，一日2次。颗粒剂：一次10~20g，一日2次。

【规格】胶囊剂：每粒装 0.4g，颗粒剂：每袋装 10g（推荐强度：E；证据级别：Ⅳ级）。

4.1.3 脾肾阳虚证

病机：脾肾阳虚，胃失温养。

治法：温阳散寒、补益脾肾。

推荐方药1：附子理中汤（《三因极一病证方论》）加减（推荐强度：E；证据级别：Ⅳ级）。

常用药：炮附子（先下），人参、干姜、白术、炙甘草等。

推荐方药2：补中益气汤合附子理中汤[10,11]加减（推荐强度：E；证据级别：Ⅳ级）。

常用药：黄芪、甘草、人参、当归、橘皮、升麻、柴胡、白术、干姜、炮附子（先下）。

推荐中成药：附子理中丸：口服。水蜜丸一次 6g，小蜜丸一次 9g，大蜜丸一次 1 丸，一日 2～3次。【规格】小蜜丸每100丸重20g，大蜜丸每丸重9g（推荐强度：E；证据级别：Ⅳ级）。

4.1.4 脾虚饮停证

病机：脾胃虚弱，痰饮停胃。

治法：健脾和胃，温化痰饮。

推荐方药：小半夏汤合苓桂术甘汤加减（推荐强度：E；证据级别：Ⅳ级）。

常用药：茯苓、桂枝、白术、姜半夏、生姜、炙甘草等。

4.1.5 兼证加减（选2种药物）（推荐强度：E；证据级别：Ⅳ级）

食滞证：麦芽、谷芽、神曲、莱菔子、鸡内金、焦山楂。

湿热证：薏苡仁、白扁豆、茵陈、佩兰、豆蔻、黄连。

肝郁证：柴胡、香附、郁金、玫瑰花、绿萼梅、佛手。

血瘀证：莪术、丹参、桃仁、赤芍、蒲黄、五灵脂。

4.1.6 兼症加药（选2种药物）（推荐强度：E；证据级别：Ⅳ级）

反酸、吞酸、烧心、嘈杂：海螵蛸、煅龙骨、煅牡蛎、珍珠母、煅瓦楞、黄连、吴茱萸。

恶心、呕吐：旋覆花（布包）、制半夏、竹茹、砂仁、苏梗、枇杷叶、生姜、陈皮。

失眠、多梦：夜交藤、酸枣仁、琥珀、茯神、龙齿、珍珠母、合欢皮；吴茱萸粉适量（外敷涌泉穴）。

便秘：火麻仁、桃仁、冬瓜仁、瓜蒌、杏仁、肉苁蓉、莱菔子、生枇杷叶、生白术。

泄泻、便溏：仙鹤草、炒山药、石榴皮（壳）、煨诃子、芡实、莲子、茯苓。

4.2 外治疗法：

4.2.1 针灸疗法[12-14]（推荐强度：E；证据级别：Ⅳ级）

针灸是治疗胃下垂的可选择治法。治疗胃下垂的针刺常用取穴有：中脘、气海、百会、胃俞、脾俞、足三里、关元、梁门、天枢。灸法常用取穴有：百会、足三里、关元、脾俞、胃俞、中脘。

4.2.2 推拿疗法[15]（推荐强度：E；证据级别：Ⅳ级）

4.2.2.1 腹部操作

取穴及部位：中脘、鸠尾、天枢、气海、关元、腹部。

主要手法：揉、一指禅推法、托、振、摩法等手法。

4.2.2.2 背部操作

取穴及部位：肝俞、脾俞、胃俞、气海俞、关元俞、背部、肩胛部、胁肋部。

主要手法：一指禅推法、按、揉、插法等手法。

5 预防调护

饮食有节，忌过饥过饱、偏嗜五味，避免食后劳作，宜少食多餐，富有营养，易消化的食物，忌冷硬、辛辣刺激等食物，饭后短时间可平卧休息。保持乐观心态，避免不良情绪。加强体育锻炼，如太极拳、保健体操、腹肌练习等，持之以恒，坚持不懈，但忌剧烈运动及重体力劳作。

附录 A

（资料性附录）

指南制订方法说明

A.1 临床证据的检索策略

A.1.1 现代文献：以"胃下垂""胃缓""胃下"为检索词，检索中国期刊文献数据库（CNKI）、万方数据库、维普数据库、中国生物医学文献数据库、中国优秀博硕士学位论文全文数据库、中国中医药文献数据库、超星数字图书馆；以"Gastroptosis、Ventroptosia"为关键词，检索外文医学信息资源检索平台，检索年限为建库至 2015 年 3 月。检索各数据库，共获得了文献电子全文 729 篇。

A.1.2 文献纳入标准：a）中医药关于胃下垂的病名，病因，病机，诊断，治疗，预防调护的文献；b）病例数在 20 例以上；c）名老中医关于胃下垂的经验。

A.1.3 文献排除标准：a）诊断标准、疗效标准不明确者；b）合并其他系统严重并发症者；c）采用中西医结合干预者；d）病例系列样本量小于 20 例者；e）明显与所要形成的指南不相关的文献或重复文献。

A.1.4 文献检索完成后经过初步筛选，进行文献定性分析，并选择治疗性文献，再次进行筛选。排除标准：a）自拟方；b）外治法中非 RCT 文献。共筛选出文献 111 篇，其中 RCT 文献 72 篇，非 RCT 文献 39 篇。

A.2 文献质量评价

对所纳入的每篇临床文献进行文献资料提取、均按以下方法分别做出文献评价。

a）随机临床试验的评价：采用改良 Jadad 量表评分（改良 Jadad 量表见附录 B）。文献总体质量较差，改良 Jadad 评分≥3 分的有 1 篇。

b）非随机临床试验的评价：采用 MINORS 条目评分（MINORS 条目见附录 C）。文献总体质量较差，MINORS 评分其中≥10 分仅 4 篇文献。文献质量普遍较低。

非随机临床试验的判定标准：指受试对象以非随机的方式进行了分组或者施以某种干预过程。对于分组方式为交替分组，即以生日、住院日、住院号等的末尾数字为奇数或偶数等情况进行分组的情况，定义为非随机。

A.3 证据强度及推荐等级。

A.3.1 循证证据形成推荐建议：对证据进行评价，将证据转化为推荐建议。根据推荐建议所支持证据的质量对不同推荐建议给出相应的推荐强度，推荐强度的级别应与证据的级别相关。

A.3.2 专家共识形成推荐建议：对于质量较低的证据和有些临床诊疗措施在临床有效但缺乏高级别的循证医学证据时，可通过专家问卷、召开专家讨论会等专家共识法达成专家共识，形成推荐意见。因文献质量普遍较低，故本指南的证据均需取得专家共识后方列入推荐。本指南文献依据分级及推荐级别，见下表。

表 A.1 文献依据分级及推荐级别

中医文献依据分级	推荐级别
Ⅰ大样本，随机研究，结果清晰，假阳性或假阴性的错误很低	A 至少有 2 项Ⅰ研究结果支持
Ⅱ小样本，随机研究，结果不确定，假阳性和/或假阴性的错误很高	B 仅有 1 项Ⅰ研究结果支持

中医文献依据分级	推荐级别
Ⅲ非随机，同期对照研究和基于古代文献的专家共识	C 仅有Ⅱ级研究结果支持
Ⅳ非随机，历史对照和当代专家共识	D 至少有1项Ⅲ级研究结果支持
Ⅴ病例报道，非对照研究和专家意见	E 仅有Ⅳ或Ⅴ级研究结果支持

说明：①推荐级别（或推荐强度）分为 A，B，C，D，E 五级。强度以 A 级为最高，并依次递减；②该标准的"研究课题分级"中，大样本、小样本定义为：大样本：≥100 例的高质量的单篇随机对照试验报道或系统综述报告，小样本：<100 例的高质量的单篇；③Ⅲ级中"基于古代文献的专家共识"是指古代医籍记载、历代沿用至今、当代专家意见达成共识者，Ⅳ级中"当代专家共识"是指当代专家调查意见达成共识者，Ⅴ级中的"专家意见"仅指个别专家意见。

A.4 指南工具的评价

包括临床领域和方法学方面的专家共计 4 位评估员，运用 AGREE Ⅱ 对本指南进行评价。4 位专家对指南总体评价均为 6 分以上，并愿意推荐使用该指南。

附录 B

（资料性附录）

改良的 Jadad 评分量表

项目（item）	评分（score）	依据（reasons）
随机序列的产生（random squence production）		
恰当（adequate）	2	计算机产生的随机数字或类似方法
不清楚（unclear）	1	随机试验但未描述随机分配的方法
不恰当（inadequate）	0	采用交替分配的方法如单双号
分配隐藏（allocation concealment）		
恰当（adequate）	2	中心或药房控制分配方案，或用序列编号一致的容器、现场计算机控制、密封不透光的信封或其他使临床医生和受试者无法预知分配序列的方法
不清楚（unclear）	1	只表明使用随机数字表或其他随机分配方案
不恰当（inadequate）	0	交替分配、病例号、星期日数、开放式随机号码表、系列编码信封及任何不能防止分组的可预测性的措施
盲法（blind method）		
恰当（adequate）	2	采用了完全一致的安慰剂片或类似方法
不清楚（unclear）	1	试验陈述为盲法，但未描述方法
不恰当（inadequate）	0	未采用双盲或盲的方法不恰当，如片剂和注射剂比较
撤出或退出（withdrawal）		
描述了（description）	1	描述了撤出或退出的数目和理由
未描述（undescribed）	0	未描述撤出或退出的数目或理由

注：改良后 Jadad 量表（1~3 分视为低质量，4~7 分视为高质量）

附录 C

（资料性附录）

MINORS 评价条目（适用于非随机对照试验）

序号	条目	提 示
1	明确地给出了研究目的	所定义的问题应该是精确的且与可获得文献有关
2	纳入患者的连贯性	所有具有潜在可能性的患者（满足纳入标准）都在研究期间被纳入了（无排除或给出了排除的理由）
3	预期数据的收集	收集了根据研究开始前制订的研究方案中设定的数据
4	终点指标能恰当地反映研究目的	明确解释用来评价与所定义的问题一致的结局指标的标准。同时，应在意向性治疗分析的基础上对终点指标进行评估
5	终点指标评价的客观性	对客观终点指标的评价采用评价者单盲法，对主观终点指标的评价采用评价者双盲法。否则，应给出未行盲法评价的理由
6	随访时间是否充足	随访时间应足够长，以使得能对终点指标及可能的不良事件进行评估
7	失访率低于 5%	应对所有的患者进行随访。否则，失访的比例不能超过反映主要终点指标的患者比例
8	是否估算了样本量	根据预期结局事件的发生率，计算了可检测出不同研究结局的样本量及其 95% 可信区间；且提供的信息能够从显著统计学差异及估算把握度水平对预期结果与实际结果进行比较
9 ~ 12 条适用于评价有对照组的研究的附加标准		
9	对照组的选择是否恰当	对于诊断性试验，应为诊断的" 金标准"；对于治疗干预性试验，应是能从已发表研究中获取的最佳干预措施
10	对照组是否同步	对照组与试验组应该是同期进行的（非历史对照）
11	组间基线是否可比	不同于研究终点，对照组与试验组起点的基线标准应该具有相似性。没有可能导致使结果解释产生偏倚的混杂因素
12	统计分析是否恰当	用于计算可信区间或相对危险度（RR）的统计资料是否与研究类型相匹配

注：评价指标共 12 条，每一条分为 0 ~ 2 分。前 8 条针对无对照组的研究，最高分为 16 分；后 4 条与前 8 条一起针对有对照组的研究，最高分共 24 分。0 分表示未报道；1 分表示报道了但信息不充分；2 分表示报道了且提供了充分的信息

参 考 文 献

[1] 张有军. 胃下垂与年龄、性别相关性的 X 线研究［J］. 泰山医学院学报，2013，34：752 - 754.

[2] 莫剑忠. 江绍基胃肠病学［M］. 上海：上海科学技术出版社，2014：549 - 550.

[3] 马玉富. 胃下垂 X 线钡餐诊断标准的探讨［J］. 中国医学影像学杂志，2001，9（6），462 - 463.

[4] 钱蕴秋. 超声诊断学［M］. 2 版. 西安：第四军医大学出版社，2008：368.

[5] 曹海根，实用腹部超声诊断学［M］. 北京：人民卫生出版社，2006：222.

[6] 李乾构，王自立. 中医胃肠病学［M］. 1 版. 北京：中国医药科技出版社.1993.219.

[7] 李乾构，周学文，单兆伟. 中医消化病诊疗指南［M］. 北京：中国中医药出版社，2006：52 - 55.

[8] 杨宪煌，补中益气汤加减治疗胃下垂 36 例疗效观察［J］. 实用中医内科杂志，2007，21（8）：55.（Ⅱ级，改良 Jadad 评分 1 分）

[9] 杨芳芳，加味补中益气汤治疗胃下垂疗效观察［J］. 实用医技杂志，21（4）：434 - 435（Ⅰ级，改良 Jadad 评分 1 分）

[10] 张华. 温阳健脾、升阳举陷法治疗胃下垂 80 例疗效观察［J］.2012，29（1）：32 - 33.（Ⅰ级，改良 Jadad 评分 1 分）

[11] 陈奋伟，颜春悦. 补中益气汤加附子理中汤治疗胃下垂临床研究［J］. 实用中医内科杂志，2012，26（7）：81 - 82.（Ⅲ级，MINORS 条目评分 14 分）

[12] 孙国杰等. 针灸学［M］. 2 版. 北京：人民卫生出版社，2011：791 - 792.

[13] 石学敏等. 针灸治疗学［M］. 2 版. 北京：人民卫生出版社，2011：431 - 432.

[14] 王启才. 针灸治疗学［M］. 北京：中国中医药出版社，2007：108.

[15] 宋柏林，于天源. 推拿治疗学［M］. 2 版. 北京：人民卫生出版社，2012：219 - 220.

ICS 11.120
C 05

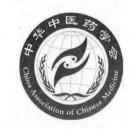

团 体 标 准

T/CACM 1230—2019

中医内科临床诊疗指南
慢性咳嗽

Clinical guidelines for diagnosis and treatment of internal diseases in TCM
Chronic cough

2019-01-30 发布
2020-01-01 实施

中华中医药学会 发布

前　言

本指南按照 GB/T 1.1—2009 给出的规则起草。

本指南由中华中医药学会提出并归口。

本指南主要起草单位：江西中医药大学附属医院。

本指南参加起草单位：中日友好医院、天津中医药大学第二附属医院、河南中医学院第一附属医院、广东省中医院、中国中医科学院西苑医院、北京中医药大学东直门医院、浙江中医药大学第一附属医院、安徽中医药大学第一附属医院、陕西中医药大学附属医院。

本指南主要起草人：刘良徛、张洪春、孙增涛、李素云、林琳、苗青、冯淬灵、王真、张念志、阴智敏。

引　言

　　本指南为国家中医药管理局中医标准化项目之一，项目负责部门为中华中医药学会，在中医临床指南制修订专家总指导组和中医呼吸科专家指导组的指导、监督下实施。本指南制订过程与任何单位、个人无利益关系。

　　本指南主要针对以慢性咳嗽为主要表现的病证，主要包括咳嗽变异型哮喘、上气道咳嗽综合征、嗜酸粒细胞性支气管炎、胃食管反流等疾病，提供中医药的诊断和治疗建议，为中医临床提供参考。其主要目的是推荐有循证医学证据的慢性咳嗽中医诊断与治疗，规范中医临床诊疗过程。

　　目前国内尚无慢性咳嗽方面的中医临床诊疗指南，本指南的制订旨在对中医慢性咳嗽的诊断及治疗做一次总结，明确慢性咳嗽的病名诊断、证候诊断、鉴别诊断及治疗规范。

　　本指南由中华中医药学会组织，在中医临床指南制修订专家总指导组和中医呼吸病专家指导组的指导、监督下实施，文献评价小组确定筛选证据的标准，并通过检索 pubMed、OVID、The Cochrane Library、Embase、CBM、WanFang Data、CNKI、VIP 等数据库，筛选出符合纳入标准的文献共 215 篇，进行文献质量评价及证据分级，根据证据级别达成专家组共识，并提出推荐意见，初步制订出针对慢性咳嗽的中医临床实践指南。

　　本指南是根据中医对慢性咳嗽的中医药临床研究成果并结合专家经验制订的，针对的患者群体是呼吸系统相关咳嗽患者（西医诊断主要包括咳嗽变异型哮喘、上气道咳嗽综合征、嗜酸粒细胞性支气管炎、胃食管反流等），为其提供以中医药为主要内容的诊断和治疗建议。

中医内科临床诊疗指南 慢性咳嗽

1 范围

本指南提出了慢性咳嗽的诊断、辨证论治、其他疗法、预防与调护的建议。

本指南适用于 18 周岁以上人群慢性咳嗽的诊断和防治。

本指南适用于肺病科、中医科、中医基层社区等相关科室临床医师使用。

2 术语和定义

下列术语和定义适用于本指南。

慢性咳嗽 Chronic cough

通常将持续时间≥8 周、胸部 X 射线无明显异常，无明显肺疾病证据的咳嗽称为慢性咳嗽。目前认为本病最常见的病因有 4 种，即咳嗽变异型哮喘、上气道咳嗽综合征、嗜酸粒细胞性支气管炎和胃食管反流，这些病因占呼吸内科门诊慢性咳嗽病因的 70%～95%。本病属中医学"咳嗽"范畴。

3 临床诊断

3.1 西医诊断

参照中华医学会呼吸病学分会哮喘学组制定的《咳嗽的诊断与治疗指南（2009 版）》的有关诊断标准。

3.1.1 咳嗽变异型哮喘

a）慢性咳嗽，常伴有明显的夜间刺激性咳嗽。

b）支气管激发试验阳性，或呼气峰流速日间变异率＞20%，或支气管舒张试验阳性。

c）支气管舒张剂治疗有效。

3.1.2 上气道咳嗽综合征

涉及鼻、鼻窦、咽、喉等多种基础疾病，症状及体征差异较大，且很多无特异性，难以单纯通过病史及体格检查做出明确诊断，针对基础疾病治疗能有效缓解咳嗽时方能明确诊断，并注意有无合并下气道疾病、胃食管反流等复合病因的情况。

3.1.3 嗜酸粒细胞性支气管炎

a）慢性咳嗽，多为刺激性干咳或伴少量黏痰。

b）X 射线胸片正常。

c）肺通气功能正常，气道高反应性检测阴性，呼气峰流速日间变异率正常。

d）痰细胞学检查嗜酸粒细胞比例≥2.5%。

e）排除其他嗜酸粒细胞增多性疾病。

f）口服或吸入糖皮质激素有效。

3.1.4 胃食管反流

a）慢性咳嗽，以白天咳嗽为主。

b）24 小时食管 pH 值监测 Demeester 积分≥12.70 和（或）SAP≥75%。

c）抗反流治疗后咳嗽明显减轻或消失。

3.2 中医诊断

3.2.1 病名诊断

慢性咳嗽是指肺失宣肃、肺气上逆所致的以咳嗽为主要症状的一种肺系病症。它既是肺系疾病中的一个症状，又是独立的一种疾患。有声无痰为咳，有痰无声为嗽，有痰有声称为咳嗽。临床上多痰、声并见，故以咳嗽并称。其诊断要点：咳而有声，咯痰或无痰。由外感引发者，多起病急、病程短，常伴恶寒发热等表证；由外感反复发作或其他脏腑功能失调引发者，多病程较长，可伴喘及其他脏腑失调的症状。

3.2.2 证候诊断

3.2.2.1 风邪犯肺证

咳嗽呈阵发性发作，咽痒，气急，挛急性咳嗽，因异味、烟味、冷空气刺激诱发，无痰或痰少咳痰，频繁清嗓，咽有黏痰附着感，打喷嚏。舌质淡，苔薄白，脉浮或浮紧。

3.2.2.2 痰湿蕴肺证

咳嗽，咳声重浊或干咳，痰多，痰出咳平，痰黏稠，每于清晨或者进食后咳甚，咯吐不爽，呕恶，大便时溏。舌质胖，边有齿痕，苔腻，脉滑。

3.2.2.3 湿热郁肺证

咳嗽，闻及刺激性异味易诱发，痰少质黏，胸闷，呼吸不畅，口干黏腻，咽痒，舌质红或暗，苔黄白腻，脉濡。

3.2.2.4 肝胃不和证

阵发性呛咳，气急，咳甚时呕吐酸苦水，气逆作咳，胁痛，伴嗳腐吞酸，胸前灼热感，进食或餐后症状加重，咽干。舌质淡红，苔薄白，脉弦。

3.2.2.5 肺气亏虚证

咳嗽无力，咯痰，病程较长，常易感冒，易因外感而诱发，声低气短，疲乏。舌质淡，苔薄白，脉细弱。

3.3 鉴别诊断

3.3.1 支气管扩张症

支气管扩张症是由于慢性炎症引起气道壁破坏，导致非可逆性支气管扩张和管腔变形，主要病变部位为亚段支气管。临床表现为咳嗽、咳脓痰，甚至咯血。有典型病史者诊断并不困难，无典型病史的轻度支气管扩张症则容易误诊。X射线胸片改变（如卷发样）对诊断有提示作用，怀疑支气管扩张症时，最佳诊断方法是做胸部高分辨率CT检查。

3.3.2 慢性支气管炎

慢性支气管炎是指咳嗽、咳痰连续2年以上，每年累积或持续至少3个月，并排除其他引起慢性咳嗽的病因。咳嗽、咳痰一般晨间明显，咳白色泡沫痰或黏液痰，加重期亦有夜间咳嗽。

3.3.3 支气管肺癌

初期症状轻微且不典型，容易被忽视。咳嗽常为中心型肺癌的早期症状，早期普通X射线检查常无异常，故容易漏诊、误诊。因此，在详细询问病史后，对有长期吸烟史，出现刺激性干咳、痰中带血、胸痛、消瘦等症状或原有咳嗽性质发生改变的患者，应高度怀疑肺癌的可能，进一步进行影像学检查和支气管镜检查。

4 临床治疗与推荐建议

4.1 辨证论治

4.1.1 风邪犯肺证

病机：风邪犯肺，肺失宣肃，肺气上逆。

治法：祛风解痉，宣肺止咳。

推荐方药1：苏黄止咳汤（国医大师经验方）加减（证据级别：Ⅱa级；强烈推荐）。

常用药：紫苏子、麻黄、紫菀、五味子、前胡、地龙、蝉蜕。

推荐方药2：华盖散（《博济方》）加减（证据级别：Ⅱa级；有选择性地推荐）。

常用药：麻黄、杏仁、甘草、苏子、茯苓、陈皮、桑白皮。

推荐方药3：加味止嗽散（《医学心悟》）（证据级别：Ⅱa级；有选择性地推荐）。

常用药：炙麻黄、杏仁、枇杷叶、紫菀、桑白皮、百部、陈皮、荆芥、白前、紫苏子、黄芩、五味子、当归、川芎、葶苈子、桔梗、蝉蜕、地龙、甘草。

加减：夹寒者，宜用温肺煎（国医大师经验方）加减，常用药：生麻黄、细辛、生姜、紫菀、款冬花、矮地茶、天浆壳（证据级别：Ⅱa级；有选择性地推荐）。或用射干麻黄汤（《金匮要略》）加减，常用药：射干、麻黄、生姜、细辛、紫菀、款冬花、大枣、半夏、五味子（证据级别：Ⅱa级；有选择性地推荐）。夹热者，宜用麻杏石甘汤（《伤寒论》）合千金苇茎汤（《备急千金要方》）加减，常用药：芦根、冬瓜仁、薏苡仁、桃仁、麻黄、杏仁、石膏、甘草（证据级别：Ⅱa级；有选择性地推荐）。夹燥者，宜用清燥救肺汤（《医门法律》）加减，常用药：桑叶、石膏、胡麻仁、阿胶、枇杷叶、人参、麦冬、甘草（证据级别：Ⅱa级；有选择性地推荐）。

4.1.2 痰湿蕴肺证

病机：痰湿蕴肺，壅遏肺气，肺气不利。

治法：理气化痰，宣肺止咳。

推荐方药1：苓甘五味姜辛汤（《金匮要略》）加减（证据级别：Ⅱa级；有选择性地推荐）。

常用药：茯苓、甘草、五味子、干姜、细辛、白前、桔梗、紫菀、法半夏、陈皮。

推荐方药2：二陈汤（《太平惠民和剂局方》）加味（证据级别：Ⅱa级；有选择性地推荐）。

常用药：陈皮、法半夏、茯苓、桔梗、苦杏仁、瓜蒌壳、浙知母、紫菀、枇杷叶、前胡、山药、建曲、鱼腥草、藿香、薄荷、甘草。

加减：痰稠厚、胸闷脘痞，加苍术、厚朴；寒痰较重、痰黏白，怕冷，加干姜、细辛；久病脾虚，加党参、白术。

4.1.3 湿热郁肺证

病机：湿热郁肺，闭遏肺气，肺气不利。

治法：宣肺泄热，化湿止咳。

推荐方药：麻黄连翘赤小豆汤（《伤寒论》）加减（证据级别：Ⅱa级；有选择性地推荐）。

常用药：生麻黄、连翘、赤小豆、杏仁、桑白皮、藿香、蔻仁、前胡、桔梗。

加减：胸闷气憋明显，加葶苈子、卫茅、牡荆子、陈皮等；眼痒、鼻痒、喷嚏连连，对刺激性气味反应敏感，加枳实、蝉蜕、乌梅、苏叶。

4.1.4 肝胃不和证

病机：肝失疏泄，横逆肺胃，肝胃不和，肺失肃降。

治法：疏肝和胃，降逆止咳。

推荐方药：四逆散（《伤寒论》）、半夏厚朴汤（《金匮要略》）合旋覆代赭汤（《伤寒论》）加减（证据级别：Ⅱa级；有选择性推荐）。

常用药：柴胡、白芍、枳壳、法半夏、厚朴、苏叶、茯苓、生姜、旋覆花、代赭石、木蝴蝶、紫菀、枇杷叶。

加减：呃逆、泛酸较重，加吴茱萸、煅瓦楞；痰多，加浙贝母、紫菀。

4.1.5 肺气亏虚证

病机：素体禀赋不足，或多病体弱，或反复咳嗽所致肺气虚弱，卫外不固，易感外邪致咳。

治法：补气益肺止咳。

推荐方药1：温阳益气护卫汤（国医大师经验方）加减（证据级别：Ⅱa级；有选择性地推荐）。

常用药：生黄芪、白术、防风、桂枝、白芍、生姜、大枣、仙灵脾、仙茅。

推荐方药2：补肺汤（《备急千金要方》）加减（证据级别：Ⅱa级；有选择性地推荐）。

常用药：党参、黄芪、桑白皮、熟地黄、五味子、紫菀、生甘草、茯苓、白石英、厚朴、干姜、陈皮、当归、远志、麦冬。

加减：痰多，苔腻，脉弦滑，加苏子、小牙皂、法半夏；唇红，舌红暗，加牡丹皮、赤芍、紫草。

4.2 其他治法

4.2.1 常用中成药

苏黄止咳胶囊：祛风解痉，宣肺止咳。适用于风邪犯肺证咳嗽（证据级别：Ⅱa 级；强推荐）。

冬菀止咳颗粒：温肺散寒，止咳平喘。适用于风寒咳嗽（证据级别：Ⅱa 级；有选择性推荐）。

十味龙胆花颗粒：清热化痰，利咽解毒。适用于风热咳嗽、痰热咳嗽（证据级别：Ⅱa 级；有选择性推荐）。

强力枇杷胶囊：清肺降逆，化痰利咽。适用于痰热久咳（证据级别：Ⅱa 级；有选择性推荐）。

牛黄蛇胆川贝液：清肺降逆，化痰利咽。适用于痰热咳嗽（证据级别：Ⅱa 级；有选择性推荐）。

4.2.2 针灸治疗（证据级别：Ⅴ级；有选择性推荐）

治疗原则：实证针用泻法，虚证针用补法。

主穴：肺俞、中府、列缺、太渊、天突。

分型加减：风邪犯肺证，加风池、风府；痰湿蕴肺证，加足三里、丰隆、阴陵泉；湿热郁肺证，加曲池、大椎；肝胃不和证，加膈俞、内关、中脘；肺气亏虚证，加膏肓、太溪。

4.2.3 拔罐放血（证据级别：Ⅴ级；有选择性推荐）

膀胱经循经走罐，大杼、风门、大椎、肺俞、膏肓、心俞、脾俞、委中拔罐放血，每周 1 次；针刺天枢、中脘、足三里、太白等脾胃经穴位。

4.2.4 穴位敷贴（证据级别：Ⅴ级；有选择性推荐）

选穴以胸背部腧穴为主，可取肺俞（双）、心俞（双）、肾俞（双）、定喘、脾俞（双）、膻中、膈俞（双）、天突。

4.2.5 预防调摄

a）注意气候变化，做好防寒保暖，避免受凉，尤其在气候反常之时更要注意调摄。

b）饮食以清淡为主，少食咸、油炸及干果类对咽喉有刺激的食物；热邪、燥邪、湿热咳嗽，不宜食辛辣香燥之品及饮酒、吸烟，以免伤阴化燥助热。气虚患者，增强体质，应嘱其进行适当体育锻炼，以提高肺的通气功能，增强抗病能力。

c）药物预防：可根据患者体质，夏季于三伏天敷贴治疗，冬季可行膏方及三九天敷贴；在疾病稳定期辨证用药顾护正气，如对于平素自汗、易于感冒属肺卫不固者，可服玉屏风散。

附录 A

（资料性附录）

指南质量方法学

A.1 临床证据的检索策略

中文检索词（25 个）：慢性咳嗽、鼻后滴漏综合征、上气道咳嗽综合征、胃食管反流性咳嗽、咳嗽变异性哮喘、嗜酸粒细胞性支气管炎、变应性咳嗽、中医、中药、中医药、中西医、草药、针、灸、穴位、拔罐、推拿、按摩、耳穴、食疗、气功、导引、易筋经、八段锦、熏蒸。

英文检索词（24）：cough variant asthma, Upper airway cough syndrome, postnasal drip syndrome, Eosinophilic bronchitis, Allergic cough, chronic cough, Chinese medicine, Chinese medicine, Chinese medicine, western medicine, herbal medicine, acupuncture, moxibustion, acupuncture, cupping, massage, massage, acupoint, diet, qigong, guidance, eight pieces of brocade, fumigation muscle-bone strengthening exercise。

根据数据库和官方网站不同，适当调整检索策略。初检获得相关文献 8753 篇，按照纳入与排除标准逐层筛选后，最终纳入 215 篇文献，其中指南 0 篇，系统评价 0 篇，原始研究 215 篇。

A.2 质量评价和证据强度

A.2.1 文献质量评价

对于最终纳入的文献，从以下几方面来评价文献质量：随机分配方法；分配方案隐藏；盲法；结果数据的完整性；选择性报告研究结果；随访及失访；其他偏倚，总体文献质量差。（采用改良 Jadad 量表评分）

A.2.2 证据评价分级

证据分级标准参考刘建平教授提出的传统医学证据体的构成及证据分级建议，本指南结合临床实践做适当修改。

表 A.1　基于证据体的临床研究证据分级标准

分级	设计类型或判别标准
Ⅰa	由随机对照试验、队列研究、病例对照研究、病例系列这 4 种研究中至少 2 种不同类型的研究构成的证据体，且不同研究结果的效应一致
Ⅰb	具有足够把握度的单个随机对照试验
Ⅱa	半随机对照试验或队列研究
Ⅱb	病例对照研究
Ⅲa	历史性对照的病例系列
Ⅲb	自身前后对照的病例系列
Ⅳ	长期在临床上广泛运用的病例报告和史料记载的疗法
Ⅴ	未经系统研究验证的专家观点和临床经验，以及没有长期在临床上广泛运用的病例报告和史料记载的疗法

A.3 推荐等级

A.3.1 参照证据分级工作组提出的推荐分级

推荐使用：有充分的证据支持其治疗，应当使用（基于Ⅰ级证据）。

有选择性推荐：有一定的证据支持，但不够充分，在一定条件下可以使用（基于Ⅱ、Ⅲ级证据）。

建议不要使用：大多数证据表明效果不良或弊大于利（基于Ⅱ、Ⅲ级证据）。

禁止使用：有充分的证据表明无效或明显弊大于利（基于Ⅰ级证据）。

A.3.2 决定推荐强度的四个角度

因素	说明
利弊平衡	利弊间的差别越大，越适合做出强推荐；差别越小，越适合做出弱推荐
证据质量	证据质量越高，越适合做出强推荐价值观和意愿
价值观和意愿	差异越大，或不确定性越大，越适合做出弱推荐
成本（资源配置）	一项诊疗措施的花费越高（即消耗的资源越多），越不适合做出强推荐

A.3.3 证据质量的评价方法

质量等级	当前定义
高	我们非常确信真实的效应值接近效应估计值
中	对效应估计值我们有中等程度的信心：真实值有可能接近估计值，但仍存在二者大不相同的可能性
低	我们对效应估计值的确信程度有限：真实值可能与估计值大不相同
极低	我们对效应估计值几乎没有信心：真实值很可能与估计值大不相同

A.4 指南工具的评价

AGREE 评测结果：包括临床领域和方法学方面的专家共计4位评估员，运用 AGREE 对本指南进行评价。4位专家对指南总体评价平均分为6.75分，并愿意推荐使用该指南。

附录 B

（资料性附录）

改良的 Jadad 评分量表

项目（item）	评分（score）	依据（reasons）
随机序列的产生（random squence production）		
恰当（adequate）	2	计算机产生的随机数字或类似方法
不清楚（unclear）	1	随机试验但未描述随机分配的方法
不恰当（inadequate）	0	采用交替分配的方法如单双号
分配隐藏（allocation concealment）		
恰当（adequate）	2	中心或药房控制分配方案，或用序列编号一致的容器、现场计算机控制、密封不透光的信封或其他使临床医生和受试者无法预知分配序列的方法
不清楚（unclear）	1	只表明使用随机数字表或其他随机分配方案
不恰当（inadequate）	0	交替分配、病例号、星期日数、开放式随机号码表、系列编码信封及任何不能防止分组的可预测性的措施
盲法（blind method）		
恰当（adequate）	2	采用了完全一致的安慰剂片或类似方法
不清楚（unclear）	1	试验陈述为盲法，但未描述方法
不恰当（inadequate）	0	未采用双盲或盲的方法不恰当，如片剂和注射剂比较
撤出或退出（withdrawal）		
描述了（description）	1	描述了撤出或退出的数目和理由
未描述（undescribed）	0	未描述撤出或退出的数目或理由

注：改良后 Jadad 量表（1~3 分视为低质量，4~7 分视为高质量）

附录 C

（资料性附录）

Newcastle-OttawaScale（NOS）评价标准量表

D.1 NOS 评价标准（队列研究）

D.1.1 队列的选择

D.1.1.1 暴露队列的代表性

    a）很好的代表性*；

    b）较好的代表性*；

    c）代表性差，如选择志愿者、护士等；

    d）未描述队列的来源。

D.1.1.2 非暴露队列的选择

    a）与暴露队列来自同一人群，如同一社区*；

    b）与暴露队列来自不同的人群；

    c）未描述来源。

D.1.1.3 暴露的确定

    a）严格确定的记录（如外科的记录）*；

    b）结构式问卷调查*；

    c）自己的记录；

    d）未描述。

D.1.1.4 研究开始时没有研究对象已经发生研究的疾病

    a）是*；

    b）否。

D.1.2 可比性

D.1.2.1 暴露队列和非暴露队列的可比性（设计和分析阶段）

    a）根据最重要的因素选择和分析对照*；

    b）根据其他的重要因素（例如第二重要因素）选择和分析对照*。

注1：可以理解为是否对重要的混杂因素进行了校正

D.1.3 结果

D.1.3.1 结果的测定方法

    a）独立的、盲法测定或评估*；

    b）根据可靠地记录*；

    c）自己的记录；

    d）未描述。

D.1.3.2 对于所研究的疾病，随访时间是否足够长

    a）是的*；

    b）否（时间太短，多数未发生所研究的疾病）。

D.1.3.3 随访的完整性

    a）随访完整，对所有的研究对象均随访到*；

b）随访率＞80%（评价者自己可以确定一个合适的随访率），少数失访，失访小并对失访者进行了描述分析[*]；

c）随访率＜80%，对失访者没有进行描述。

d）未描述

注2： [*] 为给分点。NOS 量表满分9颗"[*]"，5颗"[*]"及以上为相对高质量文献。每一项研究在"选择"和"暴露"上的每一个条目最多可以有一个，而在"可比性"上的条目最多可以有两个

D.2 NOS 评价标准（病例对照研究）

D.2.1 病例组和对照组的选择

D.2.1.1 病例的定义和诊断是否恰当

a）是的，疾病的定义和诊断是正确、独立和有效的（如至少2名医生共同对病例做出诊断，或至少依据2种或2次的诊断结果；或者查阅了原始记录，如 X 线、医院病历[*]；

b）是的，并有联动数据（如根据肿瘤登记数据中的 ICD 编码来判断是否为病例）或基于自我报告，但无原始记录；

c）没有描述。

D.2.1.2 病例的代表性

a）连续收集且有代表性的病例（如规定时间内患有目标疾病的所有合格病例；或特定饮水供应区的所有病例；或特定医院或诊所、一组医院、健康管理机构的所有病例；或从这些病例中得到的一个合适的样本，如随机样本[*]；

b）存在潜在的选择性偏倚或者没有阐明。

D.2.1.3 对照的选择

a）社区对照[*]；

b）医院对照；

c）没有描述。

D.2.1.4 对照的定义

a）没有疾病史（或未发生终点事件[*]；

b）没有说明来源；

D.2.2 可比性

a）研究控制了_____（选择最重要的因素，如年龄）（如设计时，病例和对照按年龄匹配；或两组人群的年龄比较无统计学差异）[*]；

b）研究控制了其他重要的混杂因素（如设计时，病例和对照除按年龄匹配以外，还匹配了其他因素；或两组人群的其他重要混杂因素之间的比较无统计学差异[*]。

注3： 基于设计或分析所得的病例与对照的可比性

D.2.3 暴露

D.2.3.1 暴露的调查和评估方法

a）可靠的记录（例如手术记录）[*]；

b）在盲法（不清楚谁是病例，谁是对照）的情况下，采用结构化调查获得[*]；

c）在非盲（已清楚谁是病例，谁是对照）的情况下进行的调查；

d）书面的自我报告或病历记录；

e）无描述。

D.2.3.2 病例和对照的暴露是否采用了相同的确定方法

a）是[*]；

b）没有。

D. 2. 3. 3 无应答率

a）两组的无应答相同 *；

b）无描述；

c）两组的无应答率不同且没有说明原因。

注4：*为给分点。NOS量表满分9颗"*"，5颗"*"及以上为相对高质量文献。每一项研究在"选择"和"暴露"上的每一个条目最多可以有一个，而在"可比性"上的条目最多可以有两个

参 考 文 献

[1] 中华医学会呼吸病学分会哮喘学组. 咳嗽的诊断与治疗指南（2009版）[J]. 中华结核和呼吸杂志, 2009（6）：407-413.

[2] 中华中医药学会内科分会肺系病专业委员会. 咳嗽中医诊疗专家共识意见（2011版）[J]. 中医杂志, 2011（10）：896-899.

[3] 中华中医药学会. 中医内科学常见病诊疗指南 [M]. 中国中医药出版社, 2008：12-14.

[4] 张燕萍, 赵丹, 林琳, 等. 苏黄止咳胶囊治疗咳嗽变异型哮喘140例临床研究 [J]. 中华中医药杂志, 2007（11）：773-776.

[5] 张燕萍, 苗青, 晁燕, 等. 苏黄止咳胶囊治疗咳嗽变异性哮喘的随机对照多中心临床研究 [J]. 中医杂志, 2008（6）：504-506.

[6] 马锦地, 谢洋, 李建生. 苏黄止咳胶囊治疗咳嗽变异性哮喘的Meta分析 [J]. 中医学报, 2015（4）：477.

[7] 朱贤旬, 苏益仁, 邹艳贤. 华盖散治疗咳嗽变异性哮喘36例 [J]. 光明中医, 2014（6）：1205-1207.

[8] 苗青, 魏鹏草, 苗倩, 等. 加味止嗽散治疗28例咳嗽变异性哮喘 [J]. 中国实验方剂学杂志, 2012（5）：227-230.

[9] 洪广祥. 慢性咳嗽中医药治疗再探讨 [J]. 中医药通报, 2010（3）：10-14.

[10] 张念, 孙洁民, 陈华. 射干麻黄汤联合阿斯美治疗咳嗽变异型哮喘疗效观察 [J]. 中华实用诊断与治疗杂志, 2010（8）：800-801.

[11] 边佳萍. 麻杏石甘汤合千金苇茎汤化裁方治疗痰热型咳嗽临床观察 [J]. 实用中医药杂志, 2016（7）：645-646.

[12] 余燕. 苓甘五味姜辛汤合止嗽散加减治疗慢性咳嗽临床观察 [J]. 中国当代医药, 2011（12）：110-111.

[13] 陈潮, 余蓉, 叶秀琳, 等. 苓甘五味姜辛汤合二陈汤加减治疗咳嗽变异性哮喘125例 [J]. 四川中医, 2008（1）：58-59.

[14] 乔普荣, 杨毅. 三三二陈汤加减治疗风痰阻肺型咳嗽变异性哮喘的临床观察 [J]. 时珍国医国药, 2014（10）：2427-2429.

[15] 杨超. 二陈汤加减治疗慢性咳嗽120例临床观察 [J]. 临床医药文献电子杂志, 2014（12）：2082-2083.

[16] 闫旭明. 二陈汤加味治疗慢性咳嗽痰浊犯肺型50例临床观察 [J]. 中医临床研究, 2015（4）：60-62.

[17] 李少峰, 高洁, 李娅飞. 麻黄连翘赤小豆汤治疗咳嗽变异性哮喘30例 [J]. 中国中医药现代远程教育, 2015（18）：39-40.

[18] 刘宏. 补肺汤加减治疗成年人咳嗽变异性哮喘临床观察 [J]. 中国中医药信息杂志, 2011（6）：67-68.

[19] 陈萍. 补肺汤加减治疗难治性慢性咳嗽58例 [J]. 江西中医药, 2014（2）：43-44.

[20] 陈运，龚路．十味龙胆花颗粒治疗慢性支气管炎急性发作期 60 例 [J]．中国中医药信息杂志，
2001，10 (8)：79 - 80.

[21] 魏文君．强力枇杷胶囊联合头孢呋辛酯片治疗慢性咳嗽 110 例临床观察 [J]．北京中医药，
2014，33 (10)：764 - 765.

[22] 李萍，祁钰．强力枇杷胶囊与牛黄蛇胆川贝液治疗慢性咳嗽疗效比较 [J]．青海医药杂志，
2004 (9)：46 - 47.

[23] 陈全伟．经络疗法治疗慢性咳嗽 70 例疗效观察 [J]．河南职工医学院学报，2014 (5)：
578 - 579.

[24] 陈涛，李平．清肺止咳丸配合穴位贴敷治疗咳嗽变异性哮喘的研究 [J]．中国医学创新，2015
(3)：103 - 107.

[25] 王淑英，丁静，杨环玮．白冰方穴位贴敷治疗咳嗽变异性哮喘临床观察 [J]．四川中医，2014
(1)：103 - 104.

ICS 11.120
C 05

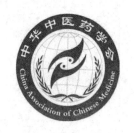

团 体 标 准

T/CACM 1244—2019

中医内科临床诊疗指南
支原体肺炎

Clinical guidelines for diagnosis and treatment of internal diseases in TCM
Mycoplasma pneumoniae pneumonia

2019-01-30 发布　　　　　　　　　　　　　　　　2020-01-01 实施

中华中医药学会 发布

前　　言

本指南按照 GB/T 1.1—2009 给出的规则起草。

本指南由中华中医药学会提出并归口。

本指南主要起草单位：山东中医药大学附属医院、潍坊市中医医院、烟台市中医医院、济南市中医医院、山东省胸科医院、北京中日友好医院、青岛市海慈医疗集团、新疆维吾尔自治区中医医院、河南省中医院、涿州市医院。

本指南主要起草人：张伟、周兆山、王成祥、李友林、李风森、张念志、唐释、刘荣奎、杨华、姜伟洲、赵润扬、贾新华、韩佳、田梅、钱卫斌。

引　言

　　本指南为国家中医药管理局立项的"2014年中医药部门公共卫生服务补助资金中医药标准制修订项目"之一，项目负责部门为中华中医药学会，在中医临床指南制修订专家总指导组和中医呼吸科专家指导组的指导、监督下实施。修订过程与任何单位、个人无利益关系。

　　本指南由中华中医药学会组织，在中医临床指南制修订专家总指导组和中医呼吸病专家指导组的指导、监督下实施，文献评价小组确定筛选证据的标准，通过检索CNKI数据库，筛选出符合纳入标准的文献共46篇，并进行文献质量评价及证据分级，根据证据级别达成专家组共识，提出推荐意见，初步制定出针对支原体肺炎的中医临床实践指南。

　　本指南以支原体肺炎成年患者的中医药治疗为主要内容，在支原体肺炎临床路径与诊疗方案和专家共识的基础上，对研究质量相对较高的中医药治疗支原体肺炎的随机对照试验进行了严格的筛选与质量评价，从质量较高的文献中甄选出相对较为可靠的证据，推荐临床有效且安全的中医药辨证分型标准和治疗方法，并提出了支原体肺炎的病因病机要点、中西医诊断标准、中医药治疗和调护建议。

中医内科临床诊疗指南　支原体肺炎

1　范围

本指南提出了支原体肺炎的诊断、辨证论治、其他疗法、预防与调护的建议。

本指南适用于 18 周岁以上人群支原体肺炎的诊断和防治。

本指南适于中医科、呼吸科、老年病科等相关临床医师使用。

2　术语和定义

下列术语和定义适用于本指南。

2.1

支原体肺炎　Mycoplasma pneumoniae pneumonia

支原体肺炎是由支原体感染引起的，呈间质性肺炎及毛细支气管炎样改变，临床表现为顽固性剧烈咳嗽的肺部炎症。支原体肺炎的命名是西医学根据病原学证据命名的。本病属于中医学"咳嗽"范畴，但同时本病具有一定的流行性和传染性，好发于冬春季节，以发热、阵发性刺激性咳嗽为主要表现，故又将其归为"风温肺热"的范畴。

2.2

肺部感染　Pulmonary infection

肺部感染诊断标准参照《实用内科学》第 13 版[1]相关疾病标准：新出现或进展性肺部浸润性病变；发热≥38℃；新出现的咳嗽、咳痰，或原有呼吸道症状加重，并出现脓痰，伴或不伴胸痛；肺部实变体征和（或）湿性啰音；WBC $> 10 \times 10^9/L$ 或 $< 4 \times 10^9/L$，伴或不伴核左移。以上第一项加后面任何一项即可诊断。其中肺炎支原体（MP）是呼吸道、肺部感染常见病原体之一。

2.3

咳嗽　Cough

中医学认为本病属"咳嗽"［国家标准《中医病证分类与代码》（TCD）编码：BNF010］范畴，为外感或内伤等因素影响鼻咽、气道及肺，肺气不利，宣肃失司所致。肺外合皮毛，开窍于鼻，上连咽喉，外邪由口鼻或皮毛而入，致肺气不宣，清肃失司，肺气上逆而引发咳嗽[2]。

3　临床诊断

3.1　西医诊断

参照《成人肺炎支原体肺炎诊治专家共识》制订[3]。

3.1.1　临床症状及体征

3.1.1.1　临床症状

潜伏期为 1~3 周。发病形式多样，多数患者仅以低热、疲乏为主，部分患者可出现突然高热并伴有明显的头痛、肌痛及恶心等全身中毒症状。呼吸道症状以干咳最为突出，常持续 4 周以上，多伴有明显的咽痛，偶有胸痛。呼吸道以外的症状中，以耳痛、麻疹样或猩红热样皮疹较多见，极少数患者可伴发胃肠炎、心包炎、心肌炎、脑膜脑炎、脊髓炎、溶血性贫血、弥漫性血管内凝血、关节炎及肝炎等。

3.1.1.2　体征

阳性体征以显著的咽部充血和耳鼓膜充血较多见，少数患者可有颈部淋巴结肿大。肺部常无阳性体征，少数患者可闻及干湿性啰音。

3.1.2　影像学表现

肺部阳性体征少而影像学表现明显是支原体肺炎的一个重要特点。病变多为边缘模糊、密度较低的云雾样片状浸润影，从肺门向外周肺野放射，肺实质受累时也可呈大片实变影。部分病例表现为段性分布或双肺弥漫分布的网状及结节状间质浸润影。胸腔积液少见。

3.1.3 病原学诊断

血清特异性抗体检测仍然是目前诊断支原体肺炎的主要手段。急性期及恢复期的双份血清标本中，肺炎支原体特异性抗体滴度呈 4 倍或 4 倍以上增高或降低时，均可确诊为肺炎支原体感染，这是目前国际上公认的标准。此外，颗粒凝集试验特异性抗体滴度≥1∶160，或补体结合试验特异性抗体滴度≥1∶64，或特异性 IgM 阳性，也可作为诊断肺炎支原体近期感染或急性感染的依据。

结合患者的临床病史、症状、体征、影像学表现及双份血清特异性抗体检测结果，可以确诊支原体肺炎。

3.2 中医诊断

3.2.1 病名诊断

支原体肺炎的中医诊断参照 GB/T 16751.2—1997 中医临床诊疗术语[4]、《中药新药临床研究指导原则》[5]和《中医内科学》[6]进行诊断，诊断要点如下：

a）主要症状：发热，咳嗽，喘息。

b）次要症状：乏力、头痛、食欲不振、腹泻、肌痛、耳痛。

3.2.2 证候诊断

3.2.2.1 诊断原则

基于《中医内科学》[6,7]《中药新药临床研究指导原则》[5]、《中医证候鉴别诊断学》[8]、《中医病证诊疗标准与方剂选用》[9]，并根据前期的文献整理、调查问卷和专家咨询与专家论证结果，最后通过专家共识制定。

3.2.2.2 辨证论治

3.2.2.2.1 外邪袭肺证

偏风寒者，表现为恶寒发热，咳嗽，无汗，鼻塞，流清涕，头痛，肢体酸楚，气急，咽痒，舌淡苔白，脉浮紧；偏风热者，表现为发热，咳嗽，气急鼻扇，咽干咽痛，口干口渴，鼻塞流浊涕，小便短黄，便干，舌红苔黄，脉浮或浮数。

3.2.2.2.2 邪热闭肺证

高热炽盛，咳嗽剧烈，气急喘促，鼻扇，鼻孔干燥如烟煤，面赤唇红，胸闷或胸痛（咳引胸痛），烦躁口渴，溲赤便秘，舌红而干，苔黄腻，脉滑数。

3.2.2.2.3 气阴两虚证

偏气虚者，表现为低热起伏不定，咳嗽日久，咳声低微，气短乏力，畏寒肢冷，面色㿠白或苍白无华，动则汗出，纳呆，大便溏薄，小便清长，舌淡苔白滑，脉细软；偏阴虚者，表现为午后潮热或低热，干咳无痰，喘促短气，动则气促，口干咽燥，面色潮红，口唇樱红，盗汗，日渐消瘦，舌红而干，苔光或花剥，脉细数。

3.3 鉴别诊断

3.3.1 病毒性肺炎

5 岁以下小儿多见呼吸道合胞病毒、副流感病毒及腺病毒所致的肺炎，流感病毒性病毒肺炎可见流感患者。

3.3.2 细菌性肺炎

起病急骤，常有受寒、淋雨、上呼吸道感染等诱因，有寒战、高热、胸痛、铁锈痰，肺实变体征明显，血象可见白细胞显著增高，痰及血中分离病原菌可呈阳性。

3.3.3 真菌性感染

念珠菌、隐球菌、毛霉菌、组织胞浆菌、芽生菌等，可取痰、尿做培养与涂片；血清补体结合试验、琼脂扩散法等，如检出阳性结果即可鉴别。

3.3.4 肺结核

肺结核起病缓慢，病程较长，痰中可查到结核杆菌。

3.3.5 其他

放线菌病、诺卡菌病、肺不张、支气管肺癌、尘肺及中枢神经系统疾病等也需注意鉴别诊断。

4 临床治疗与推荐建议

4.1 辨证论治

4.1.1 外邪袭肺证

4.1.1.1 偏风寒

病机：风寒之邪外袭于肺，肺失宣肃。

治法：辛温宣肺止咳。

推荐方药1：三拗汤[6,10]（《太平惠民和剂局方》）加减（证据等级：Ⅳ级；推荐级别：B级）。

常用药：麻黄、杏仁、甘草。

推荐方药2：止嗽散[6]（《医学心悟》）加减（证据等级：Ⅳ级；推荐级别：D级）。

常用药：紫菀、百部、白前、桔梗、荆芥、陈皮、甘草。

加减：发热，无汗，表证重，加荆芥、淡豆豉；寒邪外束，肺有伏热，加桂枝、石膏；口干、鼻燥、舌苔薄黄少津，加金银花、连翘、芦根；若内热转甚，加生石膏；干咳少痰、日久不减，加沙参、麦冬、杏仁。

4.1.1.2 偏风热

病机：风热之邪外袭于肺，肺失宣肃。

治法：疏风清热，宣肺止咳。

推荐方药1：桑菊饮[6]（《温病条辨》）加减（证据等级：Ⅳ级；推荐级别：D级）。

常用药：桑叶、菊花、苦桔梗、杏仁、连翘、芦根、生甘草、薄荷。

推荐方药2：桑杏汤[10,11]（《温病条辨》）加减（证据等级：Ⅳ级；推荐级别：A级）。

常用药：桑叶、杏仁、沙参、象贝、香豉、栀皮、梨皮。

推荐方药3：银翘散[6,12,13]（《温病条辨》）加减（证据等级：Ⅳ级；推荐级别：A级）。

常用药：金银花、连翘、竹叶、荆芥穗、牛蒡子、淡豆豉、薄荷、苦桔梗、生甘草。

加减：肺热内盛，身热较著，恶风不显，口渴喜饮，加黄芩、知母；热邪上壅、咽痛，加射干、山豆根、锦灯笼、赤芍；热伤肺阴，咽燥口干，舌质红，加南沙参、天花粉、芦根；夏令夹暑，加六一散、鲜荷叶；夹积滞，加莱菔子、大腹皮、全瓜蒌。

4.1.2 邪热闭肺证

病机：邪热互结，壅闭于肺，肺宣肃功能失衡。

治法：清肺解毒，活血化瘀。

推荐方药1：泻白散[14]（《小儿药证直诀》）加减（证据等级：Ⅳ级；推荐级别：B级）。

常用药：桑白皮、地骨皮、炙甘草。

加减：咳甚，加川贝母粉（冲服）、枇杷叶；喘息，加地龙、僵蚕。

推荐方药2：麻杏石甘汤[12,13,15,16]（《伤寒论》）加减（证据等级：Ⅳ级；推荐级别：A级）。

常用药：麻黄、杏仁、石膏、炙甘草。

加减：热毒甚，加栀子、黄芩；夹积滞，加瓜蒌、莱菔子；热甚伤阴，加生地黄、北沙参；面唇青紫，加红花、丹参；惊风，加羚羊角；便秘，加大黄；吐血、衄血、发斑，加玄参、生地黄、牡丹皮；黄疸，加大黄、茵陈；疮疡肿毒，加蒲公英、连翘。

4.1.3 气阴两虚证
4.1.3.1 偏气虚
病机：久病咳喘，耗伤肺气，子病及母。

治法：补肺健脾，益气。

推荐方药：参苓白术散[6,17]（《太平惠民和剂局方》）加减（证据等级：Ⅳ级；推荐级别：D级）。

常用药：人参、白茯苓、白术、山药、白扁豆、莲子肉、薏苡仁、缩砂仁、桔梗、甘草。

加减：兼里寒而腹痛，加干姜、肉桂；纳差食少，加炒麦芽、焦山楂、炒神曲。

用法：散剂，每服6~10g，大枣煎汤送服；亦可作汤剂，加大枣3枚，水煎服。

4.1.2.1 偏阴虚
病机：久病咳喘，肺阴亏虚，子病及母。

治法：滋阴润肺止咳。

推荐方药1：沙参麦冬汤[6]（《温病条辨》）加减（证据等级：Ⅳ级；推荐级别：D级）。

常用药：北沙参、玉竹、麦冬、天花粉、生扁豆、冬桑叶、生甘草。

推荐方药2：百合固金汤[6,17]（《慎斋遗书》）加减（证据等级：Ⅳ级；推荐级别：D级）。

常用药：熟地黄、生地黄、当归身、白芍、甘草、桔梗、玄参、贝母、麦冬、百合。

加减：肺气不敛，咳而气促，加五味子、诃子；阴虚潮热，酌加功劳叶、银柴胡、青蒿、胡黄连；阴虚盗汗，加乌梅、浮小麦；咳喘甚，加杏仁、五味子、款冬花。

4.2 其他疗法
4.2.1 中成药
4.2.1.1 口服中成药
a）双黄连口服液：适用于风热闭肺证。每支10mL，口服，1次2支，1日3次（证据等级：Ⅴ级；推荐级别：E级）。

b）蒲地蓝消炎口服液：适用于毒热闭肺证。每支10mL，口服，1次1支，1日3次（证据等级：Ⅴ级；推荐级别：E级）。

c）苏黄止咳胶囊：适用于风寒闭肺证。每粒0.45g，口服，1次3粒，1日3次（证据等级：Ⅴ级；推荐级别：E级）。

d）十味龙胆花颗粒：适用于邪热闭肺证。每包3g，口服，1次1包，1日3次（证据等级：Ⅴ级；推荐级别：E级）。

4.2.1.2 中药注射剂
a）喜炎平注射液：每支装2mL：50mg。肌内注射，成人1次50~100mg，每日2~3次。静脉滴注每日250~500mg，加入5%葡萄糖注射液或0.9%氯化钠注射液稀释后静脉滴注；或遵医嘱。本品使用后需用5%葡萄糖注射液或0.9%氯化钠注射液冲洗输液管后，方可使用第2种药物。用于风热闭肺证、毒热闭肺证[18]（证据等级：Ⅰ级；推荐级别：B级）。

b）痰热清注射液：每支装10mL。常用量成人一般1次20mL，重症患者1次可用40mL，加入5%葡萄糖注射液或0.9%氯化钠注射液250~500mL，静脉滴注，控制滴数每分钟不超过60滴，1日1次。本品使用后需用5%葡萄糖注射液或0.9%氯化钠注射液冲洗输液管后，方可使用第2种药物。用于邪热闭肺证[19-21]（证据等级：Ⅰ级；推荐级别：A级）。

c）热毒宁注射液：每支装10mL。静脉滴注，1次20mL（2支），以5%葡萄糖注射液或0.9%生理盐水注射液250mL稀释后静脉滴注，滴速为30~60滴/分，1次/日，3天为1个疗程；或遵医嘱。本品使用后需用5%葡萄糖注射液或0.9%氯化钠注射液冲洗输液管后，方可使用第2种药物。用于风热闭肺证[20,22]（证据等级：Ⅰ级；推荐级别：A级）。

4.2.2 针灸疗法

4.2.2.1 针刺疗法

常用穴选风门、肺俞、膈俞、天突、膻中等，进针后顺时针捻转至患者得气，局部产生灼热感或重胀感，后留针20分钟。干咳少痰、咽痒加列缺、照海[6]（证据等级：Ⅳ级；推荐级别：D级）。

4.2.2.2 温针灸疗法

常用穴选肝俞、脾俞、肺俞、肾俞等背俞穴加风门穴，具有温补肺气止咳的功效[23]（证据等级：Ⅳ级；推荐级别：D级）。

4.2.2.3 艾灸疗法

采用艾条、艾炷隔姜灸，或电灸，选取膏肓俞、风门、肺俞、天突等穴。适用于寒咳、风咳、虚咳[23]（证据等级：Ⅰ级；推荐级别：D级）。

4.2.3 拔罐疗法

患者取俯伏坐位，大椎、定喘、肺俞、脾俞、肾俞穴常规消毒，根据患者体型胖瘦选用直径1.5寸或2寸的玻璃火罐5个，用燃酒精棉球法在定喘、大椎穴各拔一罐，再向两侧肺俞、脾俞及肾俞穴各拔一罐，留罐10~15分钟。次日再拔罐位置可稍微偏离原拔罐的位置。拔罐的位置尽量不要脱离背部气管和肺的体表投影区。2天1次，3次为1个疗程，共计3个疗程18天。背部拔罐主以定喘和肺俞穴为主，因定喘有宣肺理气、止咳平喘之功效，而肺俞有清热宣肺、止咳平喘之功效。大椎穴对肺功能有明显的改善与调整作用[24]（证据等级：Ⅰ级；推荐级别：B级）。

4.2.4 穴位埋线疗法

穴位选择肺俞、定喘。气冲作咳，胸胁隐痛，口苦咽干，舌质红，苔黄少津，脉弦数，配鱼际、尺泽；咳嗽气喘，动则更甚，腰膝酸软，颜面及下肢浮肿，舌质淡，脉沉迟，配肾俞、关元、气海；咳嗽少痰，气短自汗，畏风，舌质淡，苔薄白，脉缓无力，配足三里；胸闷脘胀，便溏，舌质淡胖，苔白腻，脉沉细，配脾俞。采用植入法，将1~2cm医用羊肠线放入埋线针前端，选取穴位刺入相应深度，取得针感后，把医用羊肠线植入其中。每7天治疗1次，3次为1个疗程[21]（证据等级：Ⅰ级；推荐级别：D级）。

4.2.5 穴位注射疗法

选择双侧肺俞穴，用无菌注射器抽取山莨菪碱10mg，穴位常规消毒后，刺入回抽无血后每穴注射1/3药液，每日1次。10次为1个疗程，治疗2个疗程后总结疗效[23]（证据等级：Ⅰ级；推荐级别：D级）。

4.2.6 耳穴疗法

选择神门、风溪、肺穴、气管穴4个耳穴，将嵌入王不留行籽的胶布贴在选定的穴位敏感点上，并嘱患者每天按压5~6次，每次按压2~3分钟，以耳郭发热或敏感点出现轻微疼痛为度。每隔3天贴1次，5次为1个疗程，持续3个疗程[23]（证据等级：Ⅰ级；推荐级别：D级）。

4.2.7 中医心理治疗

情志疗法在咳嗽的治疗中至关重要，特别是在治疗因情志失调引起的咳嗽时，有常规药物治疗无法比拟的优势。情志疗法主要包括以情胜情疗法、语言开导疗法、顺情从欲疗法等。以情胜情疗法是以五行及藏象理论为基础，利用某种情志活动去克制另一种情志活动的方法。悲属肺金、怒属肝木、思属脾土、恐属肾水、喜属心火，故在临床治疗中，可以运用悲胜怒、怒胜思、思胜恐、恐胜喜、喜胜悲的心理疗法。语言开导法是通过医师与患者的沟通，解除患者的心理障碍及隐患，从而帮助患者疾病向愈的方法，其关键在于建立患者对医生的信任。顺情从欲法是指顺从患者的意志，满足其合理的身心要求，用以治疗情志不遂所致病证的一种心理疗法。如果给予患者更多的语言开导，同时使其自身调节，去除不良情绪，在最佳心理状态下积极配合治疗，就能使患者精神愉快，心情舒畅，气机条达，气血调和，脏腑气血功能旺盛，可得到满意的预期效果[6]（推荐级别：D级）。

4.3 预防与调护

a) 情志调护：保持心情舒畅，避免情绪激动。

b) 休息、起居：适当卧床休息，避免劳累。有气促、心悸应绝对卧床休息。

c) 饮食调护：宜高热量、高蛋白、高维生素、易消化饮食，少量，多餐。禁止抽烟和饮烈性酒。

附录 A

（资料性附录）

指南质量方法学策略

A.1 临床证据的检索策略

以"支原体肺炎""咳嗽""中西医结合""中医""治疗""中药"等作为关键词，检索中国期刊全文数据库（DNKI）、中文科技期刊数据库（维普）、万方全文数据库、中国优秀博硕士学位论文全文数据库等，检索年限从建库到 2015 年 10 月，选择中医及中西医结合治疗性文献作为评价对象，对于来自同一单位同一时间的研究和报道以及署名为同一作者的实质内容重复的研究和报道，则选择其中一篇作为目标文献。

根据以上检索策略，项目工作组在文献检索阶段共检索到与本病相关的文献 451 篇。

A.2 临床证据的检索策略

A.2.1 文献质量评价

对所检索到的每篇临床文献均按以下方法分别做出文献评价。

a）随机临床试验的评价：结合 Cochrane 偏倚风险评价工具评价，选出采用改良的 Jadad 量表评分大于等于 2 分的文献作为指南的证据。

b）非随机临床试验的评价：可采用 MINORS 条目评分。评价指标共 12 条，每一条分为 0~2 分。前 8 条针对无对照组的研究，最高分为 16 分；后 4 条与前 8 条一起针对有对照组的研究，最高分共 24 分。0 分表示未报道；1 分表示报道了但信息不充分；2 分表示报道了且提供了充分的信息。选择总分大于等于 13 分的文献作为治疗性建议证据。

很多文献标题是随机对照，然内容实质是非随机对照，如按就诊顺序分组等。此类应归入非随机试验。

如果存在明显质量问题，如分类统计样本例数与该组总样本例数不符、理论分析低劣、作者非临床医生的治疗报道等，应直接排除，不必用量表评估。

c）Meta 分析的评价：可采用 AMSTAR 量表进行文献治疗评价。每个条目评价结果可以分为"是""否""不清楚"或"未提及"三种，并给予计分，如"是"为 1 分，"否""不清楚""未提及"为 0 分，共 11 分，AMSTAR 量表得分 0~4 为低质量，5~8 为中等质量，9~11 分为高质量。选择 5 分以上文献为证据。

共检索文献 451 篇，筛选出 46 篇。

A.2.2 证据评价分级和文献推荐级别

符合前述质量要求的临床研究，可成为指南的证据：大样本的随机对照试验成果为高等级推荐的证据，小样本的随机对照试验以及非随机对照试验的成果成为次级或低强度推荐的证据。此外，也可依据文献研究的成果经专家共识法形成推荐建议。

表 A.1 文献依据分级及推荐级别

中医文献依据分级	推荐级别
Ⅰ 大样本，随机研究，结果清晰，假阳性或假阴性的错误很低	A 至少有 2 项 Ⅰ 级研究结果支持
Ⅱ 小样本，随机研究，结果不确定，假阳性和/或假阴性的错误较高	B 仅 1 项 Ⅰ 级研究结果支持

中医文献依据分级	推荐级别
Ⅲ 非随机，同期对照研究和基于古代文献的专家共识	C 仅有Ⅱ级研究结果支持
Ⅳ 非随机，历史对照和当代专家共识	D 至少有1项Ⅲ级研究结果支持
Ⅴ 病例报道，非对照研究和专家意见	E 仅有Ⅳ级或Ⅴ级研究结果支持

文献依据分级标准的有关说明：

a）中医临床诊疗指南修订的文献分级方法按《ZYYXH/T中华人民共和国中医药行业标准·中医临床诊疗指南编制通则》（送审稿）"证据分级及推荐强调参考依据"中的"汪受传，虞舜，赵霞，戴启刚，陈争光，徐珊. 循证性中医临床诊疗指南研究的现状与策略［J］. 中华中医药杂志，2012；27（11）：2759－2763."提出的"中医文献依据分级标准"实施。

b）推荐级别（或推荐强度）分为A、B、C、D、E五级。强度以A级为最高，并依次递减。

c）该标准的"研究课题分级"中，大样本、小样本定义为：

大样本：≥100例的高质量的单篇随机对照试验报道或系统综述报告。

小样本：＜100例的高质量的单篇随机对照试验报道或系统综述报告。

d）Ⅲ级中"基于古代文献的专家共识"是指古代医籍记载、历代沿用至今、当代专家意见达成共识者。Ⅳ级中"当代专家共识"是指当代专家调查意见达成共识者。Ⅴ级中的"专家意见"仅指个别专家意见。

A.3 指南工具的评价

AGREE Ⅱ评测结果：包括临床领域和方法学方面的专家共计4位评估员，运用AGREE对本指南进行评价。4位专家对指南总体评价平均分为7分，并愿意推荐使用该指南。

附录 B

（资料性附录）

改良的 Jadad 评分量表

项目（item）	评分（score）	依据（reasons）
随机序列的产生（random squence production）		
恰当（adequate）	2	计算机产生的随机数字或类似方法
不清楚（unclear）	1	随机试验但未描述随机分配的方法
不恰当（inadequate）	0	采用交替分配的方法如单双号
分配隐藏（allocation concealment）		
恰当（adequate）	2	中心或药房控制分配方案，或用序列编号一致的容器、现场计算机控制、密封不透光的信封或其他使临床医生和受试者无法预知分配序列的方法
不清楚（unclear）	1	只表明使用随机数字表或其他随机分配方案
不恰当（inadequate）	0	交替分配、病例号、星期日数、开放式随机号码表、系列编码信封及任何不能防止分组的可预测性的措施
盲法（blind method）		
恰当（adequate）	2	采用了完全一致的安慰剂片或类似方法
不清楚（unclear）	1	试验陈述为盲法，但未描述方法
不恰当（inadequate）	0	未采用双盲或盲的方法不恰当，如片剂和注射剂比较
撤出或退出（withdrawal）		
描述了（description）	1	描述了撤出或退出的数目和理由
未描述（undescribed）	0	未描述撤出或退出的数目或理由

注：改良后 Jadad 量表（1~3 分视为低质量，4~7 分视为高质量）

附录 C

（资料性附录）

MINORS 评价条目（适用于非随机对照试验）

序号	条目	提 示
1	明确地给出了研究目的	所定义的问题应该是精确的且与可获得文献有关
2	纳入患者的连贯性	所有具有潜在可能性的患者（满足纳入标准）都在研究期间被纳入了（无排除或给出了排除的理由）
3	预期数据的收集	收集了根据研究开始前制订的研究方案中设定的数据
4	终点指标能恰当地反映研究目的	明确解释用来评价与所定义的问题一致的结局指标的标准。同时，应在意向性治疗分析的基础上对终点指标进行评估
5	终点指标评价的客观性	对客观终点指标的评价采用评价者单盲法，对主观终点指标的评价采用评价者双盲法。否则，应给出未行盲法评价的理由
6	随访时间是否充足	随访时间应足够长，以使得能对终点指标及可能的不良事件进行评估
7	失访率低于5%	应对所有的患者进行随访。否则，失访的比例不能超过反映主要终点指标的患者比例
8	是否估算了样本量	根据预期结局事件的发生率，计算了可检测出不同研究结局的样本量及其95%可信区间；且提供的信息能够从显著统计学差异及估算把握度水平对预期结果与实际结果进行比较
9 ~ 12 条适用于评价有对照组的研究的附加标准		
9	对照组的选择是否恰当	对于诊断性试验，应为诊断的"金标准"；对于治疗干预性试验，应是能从已发表研究中获取的最佳干预措施
10	对照组是否同步	对照组与试验组应该是同期进行的（非历史对照）
11	组间基线是否可比	不同于研究终点，对照组与试验组起点的基线标准应该具有相似性。没有可能导致使结果解释产生偏倚的混杂因素
12	统计分析是否恰当	用于计算可信区间或相对危险度（RR）的统计资料是否与研究类型相匹配

注： 评价指标共12条，每一条分为0~2分。前8条针对无对照组的研究，最高分为16分；后4条与前8条一起针对有对照组的研究，最高分共24分。0分表示未报道；1分表示报道了但信息不充分；2分表示报道了且提供了充分的信息

附录 D

（资料性附录）

中医内科临床诊疗指南应用评价病例调查表

编号：□□□□

一、基本信息		
填写单位（人员）信息	病种名称：<u>支原体肺炎</u>　　　指南名称：<u>支原体肺炎中医内科临床诊疗指南制订</u> 填写单位：_____ 填写日期：□□□□年□□月□□日 填写人员：_____（签名）　　　科室负责人：_____（签名）	
病例信息	病历号（或门诊号）：_____　　性别：男□　女□　　年龄：□□□岁	
	主诉：_____ 现病史：_____ _____ _____ 体检：_____ _____。 辅助检查：_____ _____。	
二、诊断	病例信息提取	一致性测试（与指南内同比较）
（一）中医疾病	1. 中医疾病诊断（第一诊断）： _____	□一致　□比较一致　□一般　□不一致 不一致原因： 1. _____ 2. _____ 3. _____
	2. 中医疾病诊断依据（要点）： _____	□一致　□比较一致　□一般　□不一致 不一致原因： 1. _____ 2. _____ 3. _____

（二）西医疾病	1. 西医疾病诊断（第一诊断）：_____	□一致　□比较一致　□一般　□不一致 不一致原因： 1._____ 2._____ 3._____
	2. 西医疾病诊断依据（要点）：_____	□一致　□比较一致　□一般　□不一致 不一致原因： 1._____ 2._____ 3._____
（三）辩证分类	1. 证候诊断（第一诊断）：_____	□一致　□比较一致　□一般　□不一致 不一致原因： 1._____ 2._____ 3._____
	2. 证候诊断依据：_____	□一致　□比较一致　□一般　□不一致 不一致原因： 1._____ 2._____ 3._____
三、治疗		
（一）治则	治则：_____	□一致　□比较一致　□一般　□不一致 不一致原因： 1._____ 2._____ 3._____
（二）方药	1. 主方：_____	□一致　□比较一致　□一般　□不一致 不一致原因： 1._____ 2._____ 3._____
	2. 药物组成与用法：_____	□一致　□比较一致　□一般　□不一致 不一致原因： 1._____ 2._____ 3._____

	中成药与用法： 1. _____ 2. _____ 3. _____	□一致 □比较一致 □一般 □不一致 不一致原因： 1. _____ 2. _____ 3. _____
（三）中成药		
（四）其他治法	其他治法与治疗方案： 1. _____ 2. _____ 3. _____	□一致 □比较一致 □一般 □不一致 不一致原因： 1. _____ 2. _____ 3. _____

四、调摄与防护

调摄与预防措施	调摄与预防措施： 1. _____ 2. _____ 3. _____	□一致 □比较一致 □一般 □不一致 不一致原因： 1. _____ 2. _____ 3. _____

五、不良事件

	无不良事件□　　　　有不良事件□ 如有不良事件，是否判定为不良反应□ 不良事件/反应及处理措施记录： 1. _____ 2. _____ 3. _____

六、其他事项

	记录： 1. _____ 2. _____ 3. _____

注：

1. 根据病例信息填写诊断、治疗、调摄与预防、不良事件及其他事项等条目内容。

2. 为便于统计分析，表格中半开放的填写内容应根据需要逐条列出。

3. 一致性评分尺度：请根据所观察指南实施情况与指南的一致程度（定性评价），按百分比的评分标准，分别是：>80 为一致，60%~80% 为比较一致，40%~59% 为一般，<40% 为不一致。当评价为"不一致"时，应分析并填写不一致原因。

4. 表格不够填写，可自行加页。

5. 表格命名原则："单位名称＋病历号＋患者姓名"如"山东省中医院 0000216001 张三"。

参 考 文 献

[1] 陈灏珠，林果为. 实用内科学 [M]. 13 版. 北京：人民卫生出版社，2009.

[2] 李强. 中西医结合治疗支原体肺炎 80 例 [J]. 山西中医，2009，25（3）：20 - 21. （证据分级：
Ⅰ级；Jadad 量表评分：2 分）

[3] 中华医学会呼吸病学分会感染学组. 成人肺炎支原体肺炎诊治专家共识 [J]. 中华结核和呼吸杂
志，2010，33（9）：643 - 645.

[4] GB/T 16751.2—1997. 中医临床诊疗术语证候部分 [S]. 北京：中国标准出版社，1997.

[5] 郑筱萸. 中医新药临床研究指导原则 [M]. 北京：中国医药科技出版社，2002.

[6] 周仲瑛. 中医内科学（新世界）[M]. 2 版. 北京：中国中医药出版社，2007.

[7] 王永炎. 中医内科学 [M]. 上海：上海科学技术出版社，1997：60.

[8] 姚乃礼. 中医证候鉴别诊断学 [M]. 2 版. 北京：人民卫生出版社，2005.

[9] 戴慎，薛建国. 中医病证诊疗标准与方剂选用 [M]. 北京：人民卫生出版社，1998.

[10] 莫健平，陈汝楷. 中西医结合治疗支原体肺炎 46 例 [J]. 实用中医内科杂志，2009，23（12）：
88 - 89. （证据分级：Ⅰ级；Jadad 量表评分：2 分）

[11] 焦少辉，吕新正. 桑杏汤加减配合阿奇霉素治疗支原体肺炎 60 例 [J]. 中医研究，2006，19
（6）：38. （证据分级：Ⅰ级；Jadad 量表评分：2 分）

[12] 黄珍. 中西医结合治疗支原体肺炎 40 例临床观察 [J]. 基层医学论坛，2015，19（11）：
1505 - 1506. （证据分级：Ⅰ级；Jadad 量表评分：2 分）

[13] 江晓玲，林忠嗣，韩红. 中西医结合治疗支原体肺炎疗效观察 [J]. 中华中医药学刊，2007，
25（7）：1528 - 1529. （证据分级：Ⅰ级；Jadad 量表评分：2 分）

[14] 盛艳玲，景志军，王健兵. 中西医结合治疗支原体肺炎疗效观察 [J]. 现代中西医结合杂志，
2010，19（28）：3603 - 3604. （证据分级：Ⅰ级；Jadad 量表评分：2 分）

[15] 刘翠柳. 肺炎支原体肺炎应用中西医结合治疗的临床研究 [J]. 中国现代药物应用，2015，9
（5）：160 - 161. （证据分级：Ⅰ级；Jadad 量表评分：2 分）

[16] 张念志，周宜轩，钱忠. 麻杏石甘汤为主治疗支原体肺炎 56 例 [J]. 安徽中医学院学报，
1998，17（1）：15 - 16. （证据分级：Ⅱ级；Jadad 量表评分：3 分）

[17] 李冀. 方剂学 [M]. 北京：中国中医药出版社，2003.

[18] 杨媛媛. 中西医结合治疗支原体肺炎 30 例 [J]. 哈尔滨医药，2007，27（2）：52. （证据分
级：Ⅰ级；MINORS 量表评分：12 分）

[19] 万荫国. 中西医结合治疗肺炎支原体肺炎的临床观察与分析 [J]. 中医临床，2014，6（26）：
110 - 111. （证据分级：Ⅰ级；Jadad 量表评分：2 分）

[20] 陈继军. 热毒宁注射液与痰热清注射液分别联合阿奇霉素治疗支原体肺炎的临床疗效 [J]. 中
医中药，2013，11（9）：272 - 273. （证据分级：Ⅰ级；Jadad 量表评分：2 分）

[21] 彭和根，祝斌野. 阿奇霉素联合痰热清注射液治疗支原体肺炎的临床研究 [J]. 当代医学，
2010，16（19）：104. （证据分级：Ⅰ级；Jadad 量表评分：3 分）

[22] 马荣芳. 中西医结合治疗成人支原体肺炎的疗效观察 [J]. 中国医药指南，2009，4（7）：

29 - 30.（证据分级：Ⅰ级；Jadad 量表评分：2 分）

[23] 梁繁荣，赵吉平．针灸学［M］．北京：中国中医药出版社，2005.

[24] 郑美琼．背部拔罐治疗肺炎支原体支气管炎的疗效观察［J］．湖北中医杂志，2014，36（9）：17 - 18.（证据分级：Ⅰ级；Jadad 量表评分：3 分）

ICS 11.120
C 05

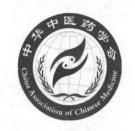

团 体 标 准

T/CACM 1258—2019

中医内科临床诊疗指南
呕吐（急性胃肠炎）

Clinical guidelines for diagnosis and treatment of internal diseases in TCM
Emesia（acute gastroenteritis）

2019-01-30 发布   2020-01-01 实施

中华中医药学会 发布

前　言

本指南按照 GB/T1.1—2009 给出的规则起草。

本指南由中华中医药学会提出并归口。

本指南主要起草单位：邵阳市中医医院、湖南中医药大学第二附属医院、湖南中医药大学第一附属医院、中国中医科学院望京医院，广东省中医院、湖南省中医药研究院附属医院、益阳市第一中医医院、衡阳市中医医院、张家界市中医医院、湘西自治州中医医院、湖南省直中医医院、娄底市中医医院、邵阳市中心医院、武冈市中医医院、长沙县中医医院。

本指南主要起草人：曾立清、黄瑛、郑晓黎、胡长军、唐志鹏、朱莹、魏玮、黄穗平、刘凤斌。

引　言

　　本指南为国家中医药管理局立项的"2014 年中医药部门公共卫生服务补助资金中医药标准制修订项目"之一，项目负责部门为中华中医药学会，在中医临床指南制订专家总指导组和中医脾胃病专家指导组的指导、监督下实施，制订过程与任何单位、个人无利益关系。

　　本指南由中华中医药学会组织，在中医临床指南制订专家总指导组和中医脾胃病专家指导组的指导下，确定筛选证据的标准，检索、筛选文献后，进行文献质量评价及证据分级，在文献研究的基础上运用德尔菲法进行问卷调查，并通过一系列的专家审查，初步制订出呕吐（急性胃肠炎）中医临床实践指南。

　　呕吐（急性胃肠炎）起病急，临床以呕吐、腹泻、腹痛为主症，西医学常以补液、抗感染等治疗，而中医在治疗呕吐（急性胃肠炎）方面疗效显著，方法简单、易操作，有其独特优势。

　　本指南针对以呕吐为主要症状的急性胃肠炎，为其提供中医药诊断和治疗，规范中医临床诊疗过程，为中医临床提供参考。

中医内科临床诊疗指南　呕吐（急性胃肠炎）

1　范围

本指南提出了呕吐（急性胃肠炎）的诊断、辨证、治疗、预防和调护建议。

本指南适用于 18 岁以上人群以呕吐为主要症状的急性胃肠炎的诊疗。

本指南适于脾胃科、中医科、中医基层社区等相关科室临床医师使用。

2　术语和定义

下列术语和定义适用于本指南。

2.1

呕吐　Emesia

是指胃失和降，胃气上逆而致胃内容物由口中吐出的病证[1]，主要病因病机包括寒湿犯胃、食滞胃肠、湿热中阻、暑湿犯胃、津伤气耗。

2.2

急性胃肠炎　Acute gastroenteritis

是指因饮食不当或食用被细菌或者细菌毒素污染的食物及由病毒侵犯胃肠所引起的消化道急性炎症，临床以呕吐、腹痛、腹泻为主要表现。

本指南适用于以呕吐为主要症状的急性胃肠炎。

3　临床诊断[1-5]

3.1　中医诊断

3.1.1　病名诊断

呕吐是指胃失和降，胃气上逆而致胃内容物由口中吐出的病证。

3.1.2　证候诊断

基于《中医内科学》[1-5]、《现代中医急症内科学》[6]、专家共识及呕吐的临床特征，分辨寒热、虚实、脏腑临床常见证候如下：

3.1.2.1　寒湿犯胃证

突发呕吐，胸脘满闷，不思饮食，伴泻下清稀，腹痛肠鸣，喜温喜暖，四肢不温，或恶寒发热。舌苔白腻，脉濡缓。

3.1.2.2　食滞胃肠证

呕吐酸腐，脘腹胀满，得食则甚，肠鸣腹痛，腹泻，臭如败卵，吐泻后痛减。舌苔厚腻，脉滑实。

3.1.2.3　湿热中阻证

呕吐，脘腹胀闷，心烦口渴，腹痛，肛门灼热，大便黏腻不爽，小便短赤，或身热。舌苔黄厚腻，脉濡数或滑数。

3.1.2.4　暑湿犯胃证

正当夏令，突发呕吐，呕吐酸腐，脘腹胀闷，心烦口渴，小便黄赤。舌苔薄黄而腻，脉濡数。

3.1.2.5　津伤气耗证

呕吐频频，或伴腹泻，神疲乏力，口渴，烦躁，汗出，眼窝凹陷等。舌红少津，少苔，脉细数。

3.2　西医诊断

症状：呕吐、腹痛、腹泻。

3.3 中医鉴别诊断

3.3.1 反胃

反胃系脾胃虚寒，胃中无火，难以腐熟食入之谷物，以朝食暮吐、暮食朝吐、宿食不化、吐后转舒为特征，非急性发病，病程较长。

3.3.2 噎膈

噎膈之吐大多于进食时发生，伴梗阻不畅，呈进行性加重，初期哽噎不畅，但尚能进食，继而勉进半流质或流质饮食，甚则汤水不进，食入即吐，病情较重，病程较长，预后不良。

3.3.3 霍乱

霍乱是一种上吐下泻并作的病证，发病急骤，变化迅速，病情凶险。

4 临床治疗与推荐建议

4.1 治疗原则[1,5]

本病治疗以和胃降逆止呕为基本治则，分别施以散寒祛湿、消食导滞、清热祛湿、清暑辟秽，益气养阴等法进行辨证论治。

4.2 辨证论治

4.2.1 寒湿犯胃证

病机：寒湿犯胃，胃失和降。

治法：散寒祛湿，和胃止呕。

推荐方药：藿香正气散（《太平惠民和剂局方》）加减（证据级别：Ⅲ级；推荐级别：D)[7-9]。

常用药：藿香、紫苏、白芷、大腹皮、茯苓、白术、陈皮、半夏、厚朴、桔梗、生甘草。

加减：若表邪较重，藿香正气散方中再加荆芥、防风以增强疏风散寒之力。

4.2.2 食滞胃肠证

病机：食停胃肠，胃失和降。

治法：消食导滞，和胃降逆。

推荐方药：保和丸（《丹溪心法》）加减（证据级别：Ⅲ级；推荐级别：D)[1-3,5]。

常用药：炒山楂、炒麦芽、炒神曲、莱菔子、连翘、半夏、茯苓、陈皮、竹茹。

加减：伤于肉食而吐者，重用山楂；伤于米食而吐者，加谷芽；伤于面食而吐者，重用莱菔子，加麦芽；伤于豆制品而吐者，加生萝卜汁；酒积者，重用神曲，加蔻仁、枳椇子、葛花；鱼蟹积者，加苏叶、生姜。

4.2.3 湿热中阻证

病机：湿热壅滞，胃失和降。

治法：清热祛湿，和中降逆。

推荐方药：清中汤（《证治准绳》）加减（证据级别：Ⅳ级；推荐级别：E)[10]。

常用药：黄连、栀子、半夏、茯苓、陈皮、草豆蔻、甘草。

加减：若口渴甚者，加乌梅、芦根；腹胀、食欲不振，加枳实、焦三仙。

4.2.4 暑湿犯胃证

病机：暑湿内盛，胃失和降。

治法：清暑祛湿，辟秽和中。

推荐方药：连朴饮（《霍乱论》）加减（证据级别：Ⅲ级；推荐级别：D)[2,7]。

常用药：黄连、厚朴、石菖蒲、芦根、滑石、豆豉、藿香、佩兰、半夏、山栀、竹茹。

加减：若湿邪偏重，胸腹满闷，口不渴，或渴不欲饮，舌苔微黄厚腻，脉濡缓，可合平胃散燥湿宽中；夹食滞者，宜加神曲、麦芽、山楂以消食化滞。

4.2.5 津伤气耗证

病机：吐泻不止，耗气伤津。

治法：益气和胃，养阴生津。

推荐方药：生脉散（《医学启源》）合麦门冬汤（《金匮要略》）加减（证据级别：Ⅲ级；推荐级别：D）[1,3,11]。

常用药：人参、麦冬、五味子、乌梅、白芍、石斛、甘草。

4.3 其他治法

4.3.1 中成药治疗

藿香正气丸：口服，每次6g，每日2次，开水送服。适用于寒湿犯胃证（推荐级别：C）[12-13]。

保济口服液：每次2瓶（每瓶10mL），每日3次。适用于食滞肠胃证（推荐级别：B）[14]。

枫蓼肠胃康片：每次4片，每日3次。适用于湿热中阻及食滞肠胃的呕吐（推荐级别：B）[15-16]。

4.3.2 单、验方治疗（证据级别：Ⅲ级；推荐级别：D）[2]

方1：伏龙肝60g，车前子20g，生姜10g，水煎服。适用于寒湿吐泻。

方2：炒山楂60g，神曲15g，水煎服。适用于伤食吐泻。

4.3.3 体针疗法（证据级别：Ⅲ级；推荐级别：D）[5,17-19]

主穴：足三里（双）、内关（双）、中脘、胃俞。寒吐者，加上脘、公孙；热吐者，加商阳、内庭；食滞者，加梁门、天枢。留针30分钟，10分钟行针一次。实证用泻法，虚证用补法。

4.3.4 穴位注射疗法（证据级别：Ⅳ级；推荐级别：E）[20-21]

选穴：足三里（双侧）。

药物：甲氧氯普胺针剂。

操作方法：一次性注射器（5mL）抽取甲氧氯普胺5mg，局部常规消毒后，将针头刺入穴位，提插得气（有酸、麻、胀、重针感）且无回血后，将药液缓慢注入，注射完毕，拔出针头，按压针孔3~5分钟，1天1次。

4.3.5 穴位贴敷疗法（证据级别：Ⅴ级；推荐级别：E）

吴茱萸30g，研成细末，以白醋调成糊状，置于胶布上，分别敷贴于两足底涌泉穴，外用单层纱布固定，每日换药1次。适用于寒性呕吐。

4.3.6 灸法

4.3.6.1 普通灸（证据级别：Ⅴ级；推荐级别：E）

选穴：上脘、中脘、神阙、天枢、大横、水分、气海、关元、足三里。

方法：艾箱灸，每日15分钟，以艾灸局部红润为度。

5 预防与调护（证据级别：Ⅲ级；推荐级别：D）[2]

a）注意饮食卫生，勿食不洁之物，勿食生冷或肥甘厚腻、辛辣之物，勿饮酒过度，切忌暴饮暴食。

b）起居有常，生活有节，避免风寒暑湿秽浊之邪的入侵。

c）患病期间注意卧床休息，避免精神烦恼。

附录 A

（资料性附录）

指南质量方法学策略

本课题组在国家中医药管理局、中华中医药学会及湖南省中医药管理局的指导下，开展呕吐（急性胃肠炎）中医诊疗指南的制订工作，本着立足临床、继承传统、吸收现代研究成果，应用循证医学、文献学等现代科研方法，研究和制订具有中医药特色、能够为行业内实际应用、能被行业外广泛接受和认可的临床诊疗指南，规范临床诊疗行为，促进中医临床诊疗指南的发展，作为是中医药标准化的基础工作之一。

A.1 临床证据的检索

以第五版《中华医典》为主要检索工具，以"呕、吐、泄、泻、利"为关键词，检索古籍文献；以"呕吐""腹泻""急性胃肠炎"等为检索词，以及国内本领域知名专家为检索词，检索（建库至2015年间）中国期刊全文数据库、中国生物医学文献数据库、维普期刊资源整合服务平台、万方期刊；同时检索教材，包括普通高等教育国家级规化教材《中医内科学》原版本及修订版本；检索专著，包括呕吐（急性胃肠炎）病专著或脾胃病专著中对于呕吐的论治；检索近现代名老中医治疗呕吐（急性胃肠炎）经验；检索当代本领域知名专家治疗呕吐（急性胃肠炎）经验；检索国际组织、政府、学术团队发布的在临床和研究中广泛应用的标准、指南、规范等；以"呕吐""泄泻""急性胃肠炎""中医"等为检索词，检索（建库～2015年间）PUBMED、外文医学信息检索平台。

根据以上检索策略，项目工作组在文献检索阶段共检索到与本病相关的中文文献209篇，符合条件21篇。

A.2 文献评价

对所检测到的文献按照以下方法分别做出文献评价。

A.2.1 随机临床试验的评价

结合 Cochrane 偏倚风险评价工具评价，选出采用 Jadad 量表评分大于等于3分的文献5篇。

A.2.2 非随机临床试验的评价

可采用 MINORS 评价条目评分。评价指标共12条，每一条分为0～2分。前8条针对无对照组的研究，最高分为16分；后4条与前8条一起针对有对照组的研究，最高分共24分。0分表示未报道；1分表示报道了但信息不充分；2分表示报道了且提供了充分的信息。选择总分大于等于13分的文献作为治疗性建议证据，共有6篇。

很多文献标题是随机对照，实质内容是非随机对照，如按照就诊顺序分组等。此类应归入非随机试验。

如存在明显质量问题，如分类统计样本例数与该组总样本数不符合，理论分析低劣、作者非临床医生的治疗报道等，应直接排除，不必用量表评估。

A.2.3 Meta 分析的评价

可采用 AMSTAR 量表进行文献质量评价。每个条目评价结果可以分为"是""否""不清楚"或"未提及"三种，并给予计分，如："是"为1分，"否""不清楚"或"未提及"为0分，共11分。得分0～4分为低质量，5～8分为中等质量，9～11分为高质量。选择5分以上文献为证据。

A.3 证据评价分级和文献推荐级别

符合前述质量要求的临床研究，可成为指南的证据：大样本的随机对照试验成果成为高等级推荐的证据，小样本的随机对照试验以及非随机对照试验的成果成为次级或低强度推荐的证据，此外，也可依据文献研究的成果经专家共识法形成推荐建议。

表 A.1 文献依据分级及推荐级别

中医文献依据分级标准	推荐级别分级标准
Ⅰ 大样本，随机研究，结果清晰，假阳性或假阴性的错误很低	A 至少有 2 项 Ⅰ 级研究结果支持
Ⅱ 小样本，随机研究，结果不确定，假阳性和/或假阴性的错误较高	B 仅有 1 项 Ⅰ 级研究结果支持
Ⅲ 非随机，同期对照研究和基于古代文献的专家共识	C 仅有 Ⅱ 级研究结果支持
Ⅳ 非随机，历史对照和当代专家共识	D 至少有 1 项 Ⅲ 级研究结果支持
Ⅴ 病例报道，非对照研究和专家意见	E 仅有 Ⅳ 级或 Ⅴ 级研究结果支持

文献依据分级标准的有关说明：

a）按照《中华人民共和国中医药行业标准——中医临床诊疗指南编制通则》"证据分级及推荐强度参考依据中的"汪受传，虞舜，赵霞等. 循证性中医临床诊疗指南研究的现状与策略 [J]. 中华中医药杂志，2012，27（11）：2759 – 2763"提出的"中医文献依据分级标准实施。

b）推荐级别（或推荐强度）分为 A、B、C、D、E 五级。强度以 A 级为最高，并依次递减。

c）该标准的"研究课题分级中"，大样本、小样本定义为：

大样本：≥100 例的高质量的单篇随机对照试验报道或系统综述报告。

小样本：<100 例的高质量单篇随机对照试验报道或系统综述报告。

d）Ⅲ级中基于"古代文献的专家共识"是指古代医籍记载、历代沿用至今、当代专家意见达成共识者；Ⅳ级中"当代专家共识"是指当代专家调查意见达成共识者；Ⅴ级中"专家意见"仅指个别专家意见。

e）对于文献级别低，但临床应用广泛的证据，可通过专家共识提高推荐级别。

A.4 指南工作组

2015 年中医临床诊疗指南内科专家指导组：组长孙塑伦、高颖；承担项目组：曾立清；秘书郑晓黎、胡长军。

《中医内科临床诊疗指南·呕吐（急性胃肠炎）制订》工作组成员：黄瑛、郑晓黎、胡长军、陈泽花、黄小婉、唐又喜、李辉、袁西、黄艾丽。

《中医内科常见病诊疗指南·呕吐（急性胃肠炎）制订》起草人：曾立清、黄瑛、郑晓黎、胡长军、唐志鹏、朱莹、魏玮、黄穗平、刘凤斌、纪云西。

A.5 起草和评审

本指南在完成文献检索、文献评价、文献研究总结后，按照德尔菲法，筛选专家，起草问卷，进行了 3 轮专家问卷调查，分别对答卷进行了统计分析总结，形成了指南草稿。

草稿完成后在湖南省长沙市召开了专家论证会，工作组成员认真按专家论证意见修改形成了指南征求意见稿。工作组将指南征求意见稿向行业内学者专家征求意见，对专家反馈意见进行了集中整理、讨论确定是否采纳并提出理由，修改完善形成了指南评价稿。同时选取不同地域 16 个医疗机构（以三级医院为主，包括不同类别、不同等级医疗机构）作为合作单位开展指南一致性评价。

A.6 其他

本指南形成推荐治疗方案过程中，工作组成员及参与论证的有关专家均考虑了患者及其家属的观点和选择意愿，兼顾有效性、安全性和经济性。

A.7 更新

本指南计划 3~5 年更新。由指南工作组通过文献研究和专家讨论会相结合的方式实现更新。

A.8　利益

本指南研制经费由国家中医药管理局提供，资助单位的观点或利益不会影响最终推荐建议的形成。

A.9　声明

参与本指南开发小组的所有成员声明：他们与其他任何组织或个人无利益冲突。

附录 B

（资料性附录）

改良的 Jadad 评分量表

项目（item）	评分（score）	依据（reasons）
随机序列的产生（random squence production）		
恰当（adequate）	2	计算机产生的随机数字或类似方法
不清楚（unclear）	1	随机试验但未描述随机分配的方法
不恰当（inadequate）	0	采用交替分配的方法如单双号
分配隐藏（allocation concealment）		
恰当（adequate）	2	中心或药房控制分配方案，或用序列编号一致的容器、现场计算机控制、密封不透光的信封或其他使临床医生和受试者无法预知分配序列的方法
不清楚（unclear）	1	只表明使用随机数字表或其他随机分配方案
不恰当（inadequate）	0	交替分配、病例号、星期日数、开放式随机号码表、系列编码信封及任何不能防止分组的可预测性的措施
盲法（blind method）		
恰当（adequate）	2	采用了完全一致的安慰剂片或类似方法
不清楚（unclear）	1	试验陈述为盲法，但未描述方法
不恰当（inadequate）	0	未采用双盲或盲的方法不恰当，如片剂和注射剂比较
撤出或退出（withdrawal）		
描述了（description）	1	描述了撤出或退出的数目和理由
未描述（undescribed）	0	未描述撤出或退出的数目或理由

注：改良后 Jadad 量表（1~3 分视为低质量，4~7 分视为高质量）

MINORS 评价条目（适用于非随机对照试验）

序号	条目	提示
1	明确地给出了研究目的	所定义的问题应该是精确的且与可获得文献有关
2	纳入患者的连贯性	所有具有潜在可能性的患者（满足纳入标准）都在研究期间被纳入了（无排除或给出了排除的理由）
3	预期数据的收集	收集了根据研究开始前制订的研究方案中设定的数据
4	终点指标能恰当地反映研究目的	明确解释用来评价与所定义的问题一致的结局指标的标准。同时，应在意向性治疗分析的基础上对终点指标进行评估
5	终点指标评价的客观性	对客观终点指标的评价采用评价者单盲法，对主观终点指标的评价采用评价者双盲法。否则，应给出未行盲法评价的理由
6	随访时间是否充足	随访时间应足够长，以使得能对终点指标及可能的不良事件进行评估
7	失访率低于 5%	应对所有的患者进行随访。否则，失访的比例不能超过反映主要终点指标的患者比例
8	是否估算了样本量	根据预期结局事件的发生率，计算了可检测出不同研究结局的样本量及其 95% 可信区间；且提供的信息能够从显著统计学差异及估算把握度水平对预期结果与实际结果进行比较
9~12 条适用于评价有对照组的研究的附加标准		
9	对照组的选择是否恰当	对于诊断性试验，应为诊断的" 金标准"；对于治疗干预性试验，应是能从已发表研究中获取的最佳干预措施
10	对照组是否同步	对照组与试验组应该是同期进行的（非历史对照）
11	组间基线是否可比	不同于研究终点，对照组与试验组起点的基线标准应该具有相似性。没有可能导致使结果解释产生偏倚的混杂因素
12	统计分析是否恰当	用于计算可信区间或相对危险度（RR）的统计资料是否与研究类型相匹配

注：评价指标共 12 条，每一条分为 0~2 分。前 8 条针对无对照组的研究，最高分为 16 分；后 4 条与前 8 条一起针对有对照组的研究，最高分共 24 分。0 分表示未报道；1 分表示报道了但信息不充分；2 分表示报道了且提供了充分的信息

附录 D

（资料性附录）

AMSTAR 量表

条目	描述	说　明
1	是否提供了前期方案	在系统评价制作之前，应确定研究问题及纳入/排除标准
2	纳入研究的选择和资料提取是否具有可重复性	至少要有两名独立的资料提取员，且对不同意见采用适当的方法达成一致
3	是否进行了全面的文献检索	至少检索 2 种电子数据库。检索报告必须包括年份以及数据库，如 Central＊、EMbase 和 MEDLINE。必须说明采用的关键词和（或）主题词，如果可能应提供检索策略。应对最新信息的目录、综述、参考书、专业注册库，或特定领域的专家进行补充检索或咨询，同时还需检索纳入研究后的参考文献
4	发表状态是否已考虑在纳入标准中，如灰色文献	作者应说明其检索不受发表类型的限制。应说明是否根据文献的发表情况排除文献（从系统评价中），如语种 5 是否提供了纳入和排除的研究清单应提供纳入和排除的研究清单
5	是否提供了纳入和排除的研究清单	应提供纳入和排除的研究清单
6	是否描述纳入研究的基本特征	从原始研究提取的资料应包括受试者、干预措施和结局指标，并以诸如表格的形成进行总结。应报告纳入研究的系列特征，如年龄、种族、性别、相关社会经济学数据、疾病状态、病程、严重程度或其他应报告的疾病等
7	是否评价和报道了纳入研究的科学性	应提供预先选用的评价方法（如有效性研究，评价者是否把随机、双盲、安慰剂对照或分配隐藏作为评价标准）；其他类型研究的相关标准条目亦需交代
8	是否恰当地运用纳入研究的科学性推导结论	在分析结果和推导结论中，应考虑方法学的严格性和科学性；且在形成推荐意见时，亦需要明确说明
9	合成纳入研究结果的方法是否恰当	对于合成结果，应首先确定纳入的研究结果是可合并的，并采用一定的统计方法评估异质性（如卡方和 I^2 检验）。如果存在异质性，应采用随机效应模型，和（或）考虑合成结果的临床适宜程度（如是否适合合并?）
10	是否评估了发表偏倚的可能性	发表偏倚的评估应采用某一种图形进行辅助（如漏斗图及其他可行的检测方法）和（或）统计学检验方法（如 Egger 回归法）
11	是否报告了利益冲突	应清楚交待系统评价及纳入研究中潜在的资助来源

注：每个条目评价结果可以分为"是""否""不清楚"或"未提及"三种，并给予计分，如："是"为 1 分，"否""不清楚"或"未提及"为 0 分，共 11 分，得分 0～4 分为低质量，5～8 分为中等质量，9～11 分为高质量。选择 5 分以上文献为证据

参 考 文 献

[1] 吴勉华，王新月．中医内科学 [M]．北京：中国中医药出版社，2012：195 – 202.

[2] 隗继武．中医传统医学丛书：中医内科学 [M]．北京：科学出版社，1994：186 – 190.

[3] 周仲瑛．中医内科学（供中医类专业用）[M]．北京：中国中医药出版社，2003：215 – 250.

[4] 张伯奥．中医内科学（供中医、针灸专业用）[M]．上海：上海科学技术出版社，1985：143 – 155.

[5] 王永炎，鲁兆麟．中医内科学 [M]．北京：人民卫生出版社，1999：447 – 495.

[6] 陈镜合，涔烈芳，梅广源．现代中医急症内科学 [M]．广州：广东科学技术出版社，1996：276.

[7] 张洁．急性胃肠炎 91 例临床疗效观察 [J]．中外医疗，2011，25：50.（证据分级：Ⅲ级；MINORS 条目评分：13 分）

[8] 张景岳．景岳全书 [M]．杭州：浙江古籍出版社，2013：202.（证据分级：Ⅲ级）

[9] 迟敬涛，郭金峰，王一东．藿香正气散治疗急性肠胃炎 48 例 [J]．中国中医药现代远程教育，2012，10（21）：9 – 10.（证据分级：Ⅱ级；Jadad 量表评分：3 分）

[10] 张伯礼，薛博瑜．中医内科学 [M]．2 版．北京：中国中医药出版社，2002：141 – 162.

[11] 齐秉慧．齐氏医案 [M]．北京：中国中医药出版版，1997：157.

[12] 王功流．藿香正气丸治疗 40 例急性肠胃炎的效果观察 [J]．医学信息，2014，27（7）：562.（证据分级：Ⅱ级；Jadad 量表评分：3 分）

[13] 崔红旗．藿香正气丸治疗急性肠胃炎的临床疗效分析 [J]．中医临床研究，2013，5（8）：87 – 90.（证据分级：Ⅱ级；Jadad 量表评分：3 分）

[14] 杜彦萍，黄可儿，张惠臣．保济口服液治疗急性胃肠炎的临床研究 [J]．中药新药与临床药理，2006，17（5）：379 – 380.（中医文献依据分类：Ⅰ级；Jadad 量表评分：3 分）

[15] 张丽青．枫蓼肠胃康片治疗急性胃肠炎 140 例 [J]．中国中医急症，2011，20（9）：1492.（中医文献依据分类：Ⅰ级；Jadad 量表评分：3 分）

[16] 蔡越冬，徐雯，梁康成．枫蓼肠胃康片治疗急性胃肠炎临床试验小结 [J]．广东药学，2002，12（2）：41 – 42.（证据分级：Ⅲ级；MINORS 条目评分：13 分）

[17] 汤健，陶继红，季国玲．针灸治疗急性胃肠炎 100 例 [J]．针灸临床杂志，2003，19（2）：14.（证据分级：Ⅳ级；MINORS 条目评分：13 分）

[18] 岁善祖．针灸治疗急性胃肠炎 41 例报告 [J]．云南中医中药杂志，1992（6）：22.（证据分级：Ⅳ级；MINORS 条目评分：13 分）

[19] 石学敏．针灸学 [M]．北京：中国中医药出版社，2007：239 – 240.

[20] 习贤宝，郭红珍，邹振辉．穴位注射足三里治疗急性胃肠炎 56 例 [J]．实用中医内科杂志，2011，6（15）：126 – 127.（证据分级：Ⅴ级；MINORS 条目评分：13 分）

[21] 刘克强．足三里穴位注射治疗急性胃肠炎 69 例 [J]．中医外治杂志，2008，17（6）：43.（证据分级：Ⅴ级；MINORS 条目评分：13 分）

ICS 11.120
C 05

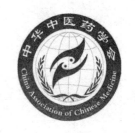

团 体 标 准

T/CACM 1270—2019

中医内科临床诊疗指南
脓 毒 症

Clinical guidelines for diagnosis and treatment of internal diseases in TCM
Sepsis

2019-01-30 发布

2020-01-01 实施

中华中医药学会 发布

前　　言

本指南按照 GC/T 1.1—2009 给出的规则起草。

本指南由中华中医药学会提出并归口。

本指南主要起草单位：广东省中医院（广州中医药大学第二附属医院）、首都医科大学附属北京中医医院、北京中医药大学东方医院、上海中医药大学附属龙华医院、广州中医药大学第一附属医院、成都中医药大学附属医院、河南中医药大学第二附属医院、浙江省中医院、辽宁中医药大学第一附属医院、安徽中医药大学第一附属医院、内蒙古自治区中医医院、贵阳中医学院附属医院。

本指南主要起草人：李俊、刘清泉、唐光华、张晓云、方邦江、崔应麟、刘南、黄小民、陈海铭、曹承楼、苏和、方晓磊、李兰、郭新峰、刘少南、刘云涛、许月球、周仙仕等。

本指南于 2018 年 10 月首次发布，2019 年 1 月第一次修订。

引　言

本指南为国家中医药管理局立项的"2014年中医药部门公共卫生服务补助资金中医药标准制修订项目"之一，项目负责部门为中华中医药学会，在中医临床指南制定专家总指导组和内科专家指导组的指导、监督下实施。指南制定过程与任何单位、个人无利益关系。

脓毒症病理生理机制复杂，治疗难度大，是住院危重病人的重要死亡原因[1]。自2002年发起全球性拯救脓毒症运动以来，尽管相关指南[2-10]历经多次修订，提出了综合性、集束化的治疗方案，但仍未能改变脓毒症高发病率、高病死率、高治疗费用等客观问题。

长期以来，中医中药在脓毒症的防治中一直被广泛使用，人们也在不断地开展脓毒症中医药防治的规范化、标准化工作，如：2007年，中华医学会急诊医学分会危重病专家委员会、中国中西医结合学会急救医学专业委员会制定《脓毒症的定义、诊断标准、中医证候诊断要点及说明（草案）》；2008年，中国中西医结合学会急救医学专业委员会在华盛顿脓毒症诊断标准的基础上制定《脓毒症中西医结合诊治专家共识》；2013年，中国中西医结合学会急救医学专业委员会、《中国中西医结合急救杂志》编辑委员会公布修订《脓毒症中西医结合诊治专家共识》；2014年，中华医学会重症医学分会发布《中国严重脓毒症/脓毒性休克治疗指南》等。

但是，随着循证医学的发展，循证指南愈发显示出无法比拟的科学性、代表性和权威性。在脓毒症防治领域，也有越来越多的高质量临床研究证实中医药的有效性和安全性。鉴于此，本指南工作组基于循证医学理念，在系统学习指南制定方法和指南评价方法的基础上，参考既往专家共识及诊疗指南，对古今中外相关文献进行了系统挖掘、整理，从文献检索与评价、初步证据形成、证据评价与推荐建议形成，到指南草案撰写、专家评审、草案修改，经历一系列合理有序的步骤，最终制定并完成本指南。

本指南对脓毒症采用以虚实辨治为纲，以分期辨治为目，兼顾重要变证与坏证的辨证论治体系；并基于建立的证据分级体系，对脓毒症治疗的处方、中成药及其他疗法等给予了明确的推荐意见。

本指南的制定，对于指导中医临床医师规范诊断、辨治脓毒症，提高中医辨证论治的临床疗效具有重要意义。

中医内科临床诊疗指南　脓毒症

1　范围

本指南提出了脓毒症的预防、诊断、鉴别诊断、辨治建议。

本指南所建议的治疗药物和方法适用于 18 岁以上的成年脓毒症患者的诊断和治疗。儿童、妊娠及产褥期妇女在应用本指南时需要另外征求临床医生的意见。

本指南的适用对象为中医药医疗机构的中医、中西医结合临床医师，也可作为西医临床医师的重要参考。

2　术语和定义

下列术语和定义适用于本指南[7]。

2.1

脓毒症　Sepsis

指明确或可疑感染引起的全身炎症反应综合征（SIRS）。

2.2

严重脓毒症　Severe sepsis

脓毒症伴随由其导致的器官功能障碍和/或组织灌注不足。

2.3

脓毒性休克　Sseptic shock

脓毒症伴随由其所致的低血压，虽经充分液体治疗后仍无法逆转。

2.4

多器官功能障碍综合征　Multiple organ dysfunction syndrome，MODS

因严重感染导致同时或相继并发一个以上系统和/或器官的急性功能障碍或衰竭。

3　临床诊断

3.1　西医诊断

参照 2012 版国际严重脓毒症和脓毒性休克诊疗指南[9] 及 2015 年中国严重脓毒症/脓毒性休克治疗指南[7]。

注1：截至本指南校稿、定稿、专家论证时，Sepsis 3.0[8] 及第 4 版拯救脓毒症国际指南（SSC 2016）[10] 尚未出版，最新内容可参考文献［8］和［10］。

3.1.1　脓毒症

存在明确或可疑的感染，并具备下述某些临床特点：

3.1.1.1　一般指标

a）发热（体温 >38.3℃）或低体温（体温 <36℃）。

b）心率 >90 次/分或超过年龄校正后正常值的两个标准差以上。

c）呼吸急促。

d）意识改变。

e）严重水肿或液体正平衡（24 小时内 >20mL/kg）。

f）高血糖［血糖 >7.7mmol/L（140mg/dL），无糖尿病病史］。

3.1.1.2　炎症指标

a）白细胞增多［白细胞计数（WBC）>12×10^9/L］或白细胞减少（WBC <4×10^9/L）。或白细胞正常但未成熟细胞 >10%。

b）C-反应蛋白超过正常值两个标准差以上。

c）血浆降钙素原超过正常值两个标准差以上。

3.1.1.3 血流动力学指标

低血压［收缩压（SBP）＜90mmHg，平均动脉压（MAP）＜70mmHg，或成人 SBP 下降＞40mmHg，或超过年龄校正后正常值的两个标准差以上］。

3.1.1.4 器官功能障碍指标

a）动脉低氧血症［氧合指数（PaO_2/FiO_2）＜300mmHg］。

b）急性少尿［尽管经过充分液体复苏后，尿量仍＜0.5mL/（kg·h）超过 2 小时］。

c）肌酐增加＞44.2μmol/L（0.5mg/dL）。

d）凝血功能异常［国际标准化比值（INR）＞1.5 或活化部分凝血活酶时间（APTT）＞60 秒］。

e）肠梗阻（肠鸣音消失）。

f）血小板减少［血小板计数（PLT）＜100×10⁹/L］。

g）高胆红素血症［血浆总胆红素＞70μmol/L（4mg/dL）］。

3.1.1.5 组织灌注指标

a）高乳酸血症（血乳酸＞1mmol/L）。

b）毛细血管充盈受损（再灌注能力降低）或皮肤花斑。

3.1.2 严重脓毒症诊断标准

由感染引起的下列任一情况：

a）脓毒症导致的低血压。

b）乳酸超过实验室正常值上限。

c）在充分的液体复苏前提下，尿量＜0.5mL/（kg·h）超过 2 小时。

d）急性肺损伤：肺炎不是感染源，氧合指数（PaO_2/FiO_2）＜250mmHg；肺炎是感染源，PaO_2/FiO_2＜200mmHg。

e）肌酐＞176.8μmol/L（2mg/dL）。

f）总胆红素＞34.2μmol/L（2mg/dL）。

g）血小板计数（PLT）＜100×10⁹/L。

h）凝血异常［国际标准化比值（INR）＞1.5］。

3.1.3 脓毒性休克

指在充分液体复苏情况下仍持续存在组织低灌注（由感染导致的低血压、乳酸增高或少尿）。

3.2 中医诊断

3.2.1 病名诊断

脓毒症是西医病名，可归于中医学"外感高热""神昏""脏衰"等范畴。脓毒症导致的急性呼吸窘迫综合征（ARDS）、胃肠功能障碍、脓毒性休克等重症可分别归属于"喘证""暴喘""喘脱"或"痞胀""胃痞""胃胀""肠痈""肠痹""肠结"或"厥脱"等病症范畴。

3.2.2 证候诊断

3.2.2.1 初期

3.2.2.1.1 卫气同病[5]

壮热，口渴，心烦，汗出，伴有恶寒、身痛。舌苔薄白微黄，或黄白相兼。

3.2.2.1.2 气分热盛[5,15]

高热，不恶寒，口渴，汗出，腹胀满，腹痛拒按，大便秘结或腹泻黄臭稀水，面赤，心烦，谵语，抽搐等。舌红苔黄燥或灰黑起刺，脉沉数有力。

3.2.2.1.3　气分湿热[5]

身热不扬，身重，胸闷，腹部胀痛，渴不欲饮，小便不畅，大便不爽，或伴腹泻。舌苔黄白而厚腻，脉濡缓。

3.2.2.2　极期

3.2.2.2.1　气营两燔[5]

壮热，烦渴，神昏，便秘，腹胀，斑疹隐约可见。舌绛苔黄燥，脉滑数等。

3.2.2.2.2　热入营血[4]

气促喘憋，发绀，胸中烦痛，自觉腹满，发热以夜晚尤甚，烦躁，甚则神昏谵语，吐血、衄血、溲血、大便色黑易解。舌绛，苔薄或薄腻，脉细数。

3.2.2.3　恢复期

3.2.2.3.1　气阴两虚，余邪未尽[3,15]

神疲乏力，五心烦热，心悸盗汗，腰膝酸软，低热，舌红嫩，苔少而干，脉虚细无力。

3.2.2.3.2　阳气虚弱，湿瘀内阻[3,15]

神疲乏力，气短自汗，腹胀脘痞，纳呆，四末不温，舌淡暗而胖，苔白腻，脉虚细无力。

3.2.2.4　变证、坏证

3.2.2.4.1　脱证（脓毒性休克）

a）阴脱证（邪盛亡阴）[16]

短期内阴液大量丢失，身热骤降，烦躁不安，两目内陷，皮肤皱褶，神疲气短，汗出如油，或发热无汗，少尿或无尿。舌干红少苔，脉细数无力或结代。

b）阳脱证（邪盛亡阳）[16]

喘促气微，神昏不语，冷汗淋漓，四肢厥冷，唇紫，口开目闭，皮肤花斑。舌淡暗苔白，脉微欲绝。

3.2.2.4.2　肺衰[15]（暴喘）（急性呼吸窘迫综合征/ARDS）

a）实证（邪毒壅肺）[4]

高热，咳嗽，痰少难咯，憋气，喘促，咯血，舌紫暗，苔燥或腻，脉滑数有力等。

b）虚证（喘脱证）[13]

喘促，气短，或咯吐粉红色泡沫痰，大汗淋漓，烦躁不安，甚则神昏谵语，四末不温，四肢厥逆。舌紫暗而淡，苔白或腻，脉沉细数或脉微欲绝。

3.2.2.4.3　痞胀[14]（脓毒症胃肠功能障碍）

a）实证（腑气不通）[11]

腹胀脘痞，口气秽浊，呕吐，无排便排气，肠鸣音减弱或消失。舌红黄燥或厚腻，脉滑数或沉实有力等。

b）虚证（脾气亏虚）[15]

腹胀痞满，脘腹隐痛，喜温喜按，舌淡体胖。苔白或腻，脉细滑无力等。

3.3　鉴别诊断

随着对脓毒症病理生理过程的深入认识，脓毒症的诊断标准[8]正在逐步完善，其鉴别的关键是早期识别严重脓毒症、脓毒性休克等。根据Sepsis 3.0[8]，SOFA评分增幅≥2分代表器官功能不全。

注2：参考《脓毒症的定义、诊断标准、中医证候诊断要点及说明（草案）》[3]《脓毒症中西医结合诊治专家共识》[4]《高热（脓毒症）中医诊疗专家共识意见》[5]《从"菌毒并治"到"四证四法"——关于中西医结合治疗多器官功能障碍综合征辨证思路的深入与完善》[11]《脓毒症中医证型分布规律研究》[12]《人感染H7N9禽流感诊疗方案》（2013年第2版）[13]《中医临床诊疗术语·疾病部分》（国家标准1997）[14]《中医临床诊疗术语·证候部分》（国家标准1997）[15]等文献，结合脓毒症发生发展的临床特征，本指南以虚实辨治为纲，以分期辨治为目，兼

顾重要变证与坏证。

4 临床治疗与推荐意见

4.1 辨证论治

4.1.1 初期

4.1.1.1 卫气同病

病机：邪袭肺卫，渐及气分。

治法：卫气同治。

推荐方药：银翘散（《温病条辨》）合白虎汤（《伤寒论》）加减（证据级别：Ⅴ级；推荐强度：有选择性地推荐）。

常用药：连翘、金银花、苦桔梗、薄荷、竹叶、生甘草、荆芥穗、淡豆豉、牛蒡子；白虎汤：石膏、知母、粳米、甘草。

加减：头胀痛，加桑叶、菊花疏肝止痛；咳嗽痰多，加杏仁、前胡、浙贝母止咳化痰；咽喉红肿疼痛，加玄参、僵蚕、射干清利咽喉。

4.1.1.2 气分热盛

病机：温毒深入，气分热盛。

治法：清热解毒，和解退热。

推荐方药1：麻杏甘石汤（《伤寒论》）合大柴胡汤（《伤寒论》）加减（证据级别：Ⅴ级；推荐强度：有选择性地推荐）。

常用药：麻黄、杏仁、甘草、石膏；柴胡、黄芩、芍药、半夏、生姜、大枣、枳实、大黄。

推荐方药2：清瘟败毒饮[17-20]（《疫疹一得》）（证据级别：Ⅱa级；推荐强度：有选择性地推荐）。

推荐方药3：白虎加人参汤（《伤寒论》）（证据级别：Ⅱa级；推荐强度：有选择性地推荐）。

加减：大便秘结，加生芒硝、虎杖泻热通便；咳黄稠脓痰，加浙贝母、全瓜蒌、鱼腥草清热化痰；邪热炽盛，津气渐伤，加南沙参、麦冬、玄参、知母、西洋参养阴生津。

4.1.1.3 气分湿热

病机：湿热蕴结，阻滞气分。

治法：清热化湿。

推荐方药：甘露消毒丹（《温热经纬》）加减或三仁汤（《温病条辨》）加减（证据级别：Ⅴ级；推荐强度：有选择性地推荐）。

常用药：滑石、茵陈、黄芩、石菖蒲、川贝母、木通、藿香、射干、连翘、薄荷、白豆蔻；苦杏仁、薏苡仁、白豆蔻、厚朴、滑石、通草、半夏。

加减：暑热偏盛，加黄连、生石膏、鲜芦根清暑生津；腹泻稀水或稀便，属里湿偏重，加苍术、佩兰、扁豆健脾祛湿；便赤白脓血，加赤芍、白头翁、黄连清热止痢；肝胆湿热，可选龙胆泻肝汤加减。

4.1.2 极期

4.1.2.1 气营两燔

病机：气营两燔。

治法：清热凉营。

推荐方药：清营汤（《温病条辨》）加减（证据级别：Ⅱa级；推荐强度：有选择性地推荐），或清瘟败毒饮（《疫疹一得》）加减（证据级别：Ⅴ级；推荐强度：有选择性地推荐）。

随症加减：热极动风而抽搐，加羚羊角末、钩藤、菊花清热平肝、息风止痉；腑实便秘，加生大黄、芒硝泻下通便；疹透不畅，加蝉蜕透疹退热。

4.1.2.2　热入营血

病机：热入营血，动血伤阴。

治法：清营解毒，益气养阴。

推荐处方：犀角地黄汤（《外台秘要》）合生脉散（《医学启源》）加减（证据级别：V级；推荐强度：有选择性地推荐）。

常用药：犀角（水牛角代替）、生地黄、芍药、牡丹皮；人参、麦冬、五味子。

加减：吐衄血明显，加白及粉、侧柏叶、茜根炭敛血止血；尿血，加白茅根凉血止血。

4.1.3　恢复期

4.1.3.1　气阴两虚，余邪未尽

病机：余邪未尽，气阴两虚。

治法：益气养阴，清退余邪。

推荐方药：生脉散（《医学启源》）合沙参麦冬汤（《温病条辨》）加减（证据级别：V级；推荐强度：有选择性地推荐）。

常用药：人参、麦冬、五味子；沙参、玉竹、生甘草、桑叶、麦冬、扁豆、天花粉。

加减：瘀血明显，可选用桃仁、赤芍、郁金、苏木活血化瘀；如表现心悸、怔忡等症，可选用珍珠母、生石决明、酸枣仁、阿胶、白芍等补养阴血、安神定惊。

4.1.3.2　阳气虚弱，湿瘀内阻

病机：湿瘀内阻，阳气虚弱。

治法：益气通阳，化湿通络。

推荐方药：李氏清暑益气汤（《脾胃论》）加减，或参苓白术散（《太平惠民和剂局方》）加减，或血府逐瘀汤（《医林改错》）加减（证据级别：V级；推荐强度：有选择性地推荐）。

常用药：黄芪、苍术、升麻、人参、泽泻、陈皮、白术、麦冬、当归、炙甘草、青皮、黄柏、葛根、五味子；莲子、薏苡仁、砂仁、桔梗、白扁豆、茯苓、人参、炙甘草、白术、山药；桃仁、红花、当归、生地黄、牛膝、川芎、桔梗、赤芍、枳壳、甘草、柴胡。

加减：如纳差明显，可加谷芽、炒麦芽、鸡内金等消食开胃；如湿浊明显，可选用砂仁、苍术、厚朴燥湿化浊。

4.1.4　变证、坏证

4.1.4.1　脱证（脓毒性休克）

4.1.4.1.1　阴脱证（邪盛亡阴）

病机：邪热鸱张，阴液暴脱。

治法：益气养阴固脱。

推荐方药：生脉散（《医学启源》）合参萸汤（《医学衷中参西录》）加减（证据级别：V级；推荐强度：有选择性地推荐）。

常用药：人参、麦冬、五味子；山萸肉、人参。

加减：汗出多者，加麻黄根、白芍收敛止汗；口干渴甚者，加玄参、天冬生津止渴；伴有血脱者，加用生晒参、阿胶养血止血。

4.1.4.1.2　阳脱证（邪盛亡阳）

病机：热耗气阴，阳随之亡。

治法：回阳救逆。

推荐方药：四逆汤[21-23]（《伤寒论》）（证据级别：Ⅱa级；推荐强度：有选择性地推荐），或合参萸汤（《医学衷中参西录》）加减（证据级别：V级；推荐强度：有选择性地推荐）。

常用药：附子、干姜、甘草；山萸肉、人参。

加减：汗泄过多者，可加煅龙骨、煅牡蛎敛汗回阳。

4.1.4.2 肺衰（急性呼吸窘迫综合征/ARDS）

4.1.4.2.1 实证（邪毒壅肺证）

病机：邪毒壅盛，肺失宣降。

治法：解毒泻肺，益气固脱。

推荐方药：麻杏石甘汤（《伤寒论》）加减，或葶苈大枣泻肺汤（《金匮要略》）合桃红四物汤（《医宗金鉴》）加减（证据级别：Ⅴ级；推荐强度：有选择性地推荐）。

常用药：麻黄、杏仁、甘草、石膏；葶苈子、大枣；当归、白芍、熟地黄、川芎、桃仁、红花。

加减：痰热重，痰黄稠量多者加瓜蒌、浙贝母清化痰热；腑气不通，痰涌便秘者加用全瓜蒌、生大黄涤痰通腑。

4.1.4.2.2 虚证（喘脱证）

病机：邪毒壅盛，肺气亏耗。

治法：解毒泻肺，益气固脱。

推荐方药：宣白承气汤（《温病条辨》）合参萸汤（《医学衷中参西录》）加减（证据级别：Ⅴ级；推荐强度：有选择性地推荐）。

常用药：生石膏、生大黄、苦杏仁、瓜蒌皮；山萸肉、人参。

加减：肢冷、汗出淋漓者，加炮附子、煅龙骨、煅牡蛎敛汗回阳；喘促不已，动则尤甚者，加用沉香、紫石英补肾纳气；神志不清属热闭者，加用竹沥水，并送服安宫牛黄丸清热解毒、化痰开窍；神志不清属痰湿闭者，加用远志、菖蒲、姜汁，送服苏合香丸祛痰醒神开窍。

4.1.4.3 痞胀（脓毒症胃肠功能障碍）

4.1.4.3.1 实证（腑气不通证）

病机：实热蕴结，腑气不通。

治法：通腑泻热。

推荐方药：大承气汤（《伤寒论》）加减（证据级别：Ⅱa级；推荐强度：有选择性地推荐）。

常用药：生大黄、芒硝、枳实、厚朴、虎杖、全瓜蒌、人工牛黄粉。

加减：肺热气逆，咳喘便秘者，可加用瓜蒌仁、苏子降气通便；腹部冷痛，手足不温者，加用高良姜、小茴香温中散寒；腹部胀痛甚，可加柴胡、莱菔子理气通便。

4.1.4.3.2 虚证（脾气亏虚证）

病机：阳气亏虚，脾不运化。

治法：温阳益气，运脾消食。

推荐方药：附子理中汤（《三因极一病证方论》）合枳术丸（《内外伤辨惑论》）加减（证据级别：Ⅴ级；推荐强度：有选择性地推荐）。

常用药：附子、人参、干姜、炙甘草、白术；白术、枳实。

加减：乏力汗出者，可加炙黄芪、党参补益肺脾；脘腹痞满，舌苔白腻者，可加白扁豆、薏苡仁健脾祛湿；脘胀纳少者，可加炒麦芽、鸡内金消食助运。

注3：本指南涉及的中医辨证论治脓毒症采用的均为经典处方，尽管相关文献较少且质量普遍不高，但结合专家论证意见，推荐强度仍为有选择性地推荐；证据级别则根据专家意见或有文献证据支持进行评价。

4.2 推荐中成药

4.2.1 血必净注射液[24-28]（证据级别：Ⅰb级；推荐强度：推荐使用）

适应证：脓毒症之气营两燔证、热入营血证。

用法：50~100mL注射液加入生理盐水100mL静脉滴注，2~4次/天。

4.2.2 参附注射液[29-34]（证据级别：Ⅰb级；推荐强度：推荐使用）

适应证：脓毒症之阳脱证和喘脱证。

用法：静脉滴注，20~100mL注射液加入5%葡萄糖溶液250mL静脉滴注，1~2次/天，或静脉推注。5~20mL注射液加入5%葡萄糖溶液20mL静脉稀释后推注。

4.2.3 痰热清注射液[35-39]（证据级别：Ⅱa级；推荐强度：有选择性地推荐）

适应证：脓毒症之卫气同病、气分热盛证，或变证肺衰之邪毒壅肺证。

用法：每次20~40mL，加入5%葡萄糖注射液或0.9%氯化钠注射液250~500mL，静脉滴注，滴速为60滴/分，1日1次。

4.2.4 醒脑静注射液[40-43]（证据级别：Ⅱa级；推荐强度：有选择性地推荐）

适应证：脓毒症之气营两燔证。

用法：每次10~20mL，加入5%~10%葡萄糖注射液或0.9%氯化钠注射液250~500mL稀释后静滴，1日1次。

4.2.5 生脉注射液[44-49]（证据级别：Ⅱa级；推荐强度：有选择性地推荐）

适应证：脓毒症之气阴两虚，余邪未尽证和阴脱证及喘脱证。

用法：25~60mL注射液加入5%葡萄糖注射液250~500mL稀释后静滴。

4.2.6 参麦注射液[50-56]（证据级别：Ⅱa级；推荐强度：有选择性地推荐）

适应证：脓毒症之气阴两虚，余邪未尽证和阴脱证。

用法：每次10~60mL加入5%葡萄糖注射液250~500mL稀释后静滴。

4.2.7 黄芪注射液[57-61]（证据级别：Ⅱa级；推荐强度：有选择性地推荐）

适应证：脓毒症之阳气虚弱，湿瘀内阻证。

用法：每次10~20mL，加入5%~10%葡萄糖注射液或0.9%氯化钠注射液250~500mL稀释后静滴，1日1次。

4.2.8 其他

参芪扶正注射液、喜炎平注射液、川芎嗪注射液、丹参注射液、红花注射液、丹红注射液、清开灵注射液、抗炎合剂、芪参活血颗粒、血毒清灌肠制剂等都有散的临床证据支持其可应用于脓毒症。一些文献及临床证据还显示：某几种中成药联合应用能取得更好的疗效，如血必净与生脉注射液联用纠正脓毒症凝血障碍[62]，生脉注射液和复方丹参注射液治疗急性脓毒性心肌病[63]，丹参注射液和生脉注射液联用可减轻腹腔感染SIRS炎症反应[64]等。但鉴于现有研究证据少、质量低，尚不足以明确上述中成药治疗脓毒症的有效性及安全性，故未给予推荐建议。

4.3 其他疗法

4.3.1 针刺疗法[65-70]（证据级别：Ⅱa级；推荐强度：有选择性地推荐）

适应证：脓毒症并发急性肺损伤、急性呼吸窘迫综合征[66]，脓毒症胃肠功能障碍[67-68]。

操作方法：选定穴位，对穴位进行常规消毒，选取合适的针灸针以一定角度刺入，可施于一定的行针手法，待患者有酸、麻、胀、痛等得气感后，可采用留针治疗；或者将针柄与电针治疗仪相连，设定一定的频率和波幅，进行电针治疗，留针时间为20~30分钟，每日1~2次。

4.3.2 穴位贴敷疗法（证据级别：Ⅱa级；推荐强度：有选择性地推荐）

适应证：严重脓毒症伴胃肠功能障碍[71,72]，脓毒症急性肾损伤[73]。

操作方法：患者取仰卧位，暴露脐部，将敷贴平摊于两层方纱布上，再将四边折起敷于神阙穴，用胶布固定、密封，每次6~12小时，每日1~2次。注意观察患者贴敷部位有无皮下瘙痒、灼热、潮红、水疱、渗液等过敏情况，若有则及时除去贴敷药物，必要时给予抗过敏治疗。

4.3.3 灌肠疗法

4.3.3.1 大承气汤（《伤寒论》）（证据级别：Ⅱa级；推荐强度：有选择性地推荐）

适应证：脓毒症之腑气不通证[74-80]。

组成：大黄、厚朴、枳实、芒硝。

用法：取上述药加水制成灌肠液约50mL，温度37℃，每日1次，保留灌肠0.5小时。

4.3.3.2 通腑理肺方（证据级别：Ⅱa级；推荐强度：有选择性地推荐）

适应证：脓毒症之腑气不通证[81]。

组成：大黄、芒硝、连翘、黄芩、杏仁、白及、三七、厚朴、天竺黄（直肠滴入用）。伴有虚证者加黄芪，严重腹泻者调整大黄用量。

用法：上述药用温水200mL充分溶解，直肠缓慢滴入，保留20分钟，每日2次。

4.3.3.3 通腑泻热方（证据级别：Ⅱa级；推荐强度：有选择性地推荐）

适应证：脓毒症之邪毒壅肺证合并热盛腑实者[82-85]。

组成：大黄、龙胆草、山栀子、芒硝、莱菔子、忍冬藤、牛蒡子（原方用地胆头，因地胆头只分布我国南方，故采用牛蒡子来代替）、虎杖。

用法：上述药煎煮成500~600mL药液，肛管插入肛门15~20cm，每次用取药液200~250mL缓慢灌入，保留30~60分钟，每日2~3次。

4.3.3.4 益气通腑逐瘀方（证据级别：Ⅱa级；推荐强度：有选择性地推荐）

适应证：脓毒症之脾气亏虚证合并瘀阻腑实者[86-89]。

组成：黄芪、生地黄、桃仁、大黄、枳实、丹参、当归、赤芍、牡丹皮、川芎、红花。

用法：上述药加水浓煎，每毫升含生药0.5g，灌肠3mL/kg，每日2~3次。

4.3.4 结肠透析疗法

4.3.4.1 通腑理肺方（证据级别：Ⅱa级；推荐强度：有选择性地推荐）

适应证：脓毒症之腑气不通证[90]。

组成：大黄、芒硝、连翘、黄芩、杏仁、白及、三七、厚朴。

用法：每次取上药煎煮至800mL作为结肠透析液。患者取左侧屈膝位，按摩扩肛2分钟，用液石蜡润滑专用肛管，缓慢插入肛门6cm，轻轻取出内插条。连接好管路并固定，擦净肛门，检查通路无漏液后，操作结肠透析机将配置好的透析液加温至37℃，开始分次注入结肠透析液进行清洗灌注和透析，根据患者耐受程度决定每次透析液进量总量及保留时间，每次进液量约800mL，灌洗时间1~2小时，保留30分钟，最后排出透析液。

4.4 预防与调护

根据"截断扭转"理论，及时纠正脓毒症发生发展过程中关键节点的病理改变，有可能达到治疗脓毒症和预防其向多器官功能衰竭转化的双重效果。本指南结合现有文献证据，对与预防、调护相关的处方和药物形成如下推荐意见。

4.4.1 升降散（证据级别：Ⅱa级；推荐强度：有选择性地推荐）

适应证：脓毒症早期卫分、气分转化阶段[91-95]。

组成：僵蚕、蝉蜕、片姜黄、生大黄。

用法：每日1剂，浓煎取汁100mL，早晚各口服或鼻饲50mL。

4.4.2 清气凉营汤（证据级别：Ⅱa级；推荐强度：有选择性地推荐）

适应证：脓毒症之气分、营分转化阶段[96-99]。

组成：大青叶、金银花、生石膏、大黄、野菊花、知母、青蒿、淡竹叶、赤芍、白茅根。

用法：每日1剂，水煎成100~200mL，口服或鼻饲，日1剂，分2~3次服用，每次量为50~100mL。

4.4.3 锦红汤（证据级别：Ⅱa级；推荐强度：有选择性地推荐）

适应证：脓毒症之气分热盛证阶段[100-102]。

组成：生大黄、蒲公英、红藤。

用法：上述药加水400mL，煎汁成200mL，分2～3次口服或鼻饲，每日1剂。

4.4.4 衡炎方（证据级别：Ⅱa级；推荐强度：有选择性地推荐）

适应证：脓毒症后期气阴两虚，余邪未尽[103-106]。

组成：僵蚕、蝉蜕、姜黄、大黄、黄芪、麦冬、红参、牡丹皮、桃仁、红花。

用法：上述药用水煎成100～200mL，口服或鼻饲，日1剂，分2～3次服用，每次量为50～100mL。

4.4.5 祛瘀解毒益气方（证据级别：Ⅱa级；推荐强度：有选择性地推荐）

适应证：脓毒症后期气阴两虚，余邪未尽[107-110]。

组成：大黄、玫瑰花、赤芍、牡丹皮、红藤、金银花、连翘、丹参、人参。

用法：上述药加水浓煎，制成100～200mL药液，日1剂，口服或鼻饲，分2～3次服用。

附录 A

（资料性附录）

指南质量方法学策略

A.1 临床证据的检索策略

A.1.1 检索范围

指南编写小组制定了文献检索策略，采取电子检索联合手工检索相结合的方式，系统检索了中医药治疗脓毒症的国内外文献。检索了 Cochrane Library、Clinical trial、Pubmed、Embase 4 个英文数据库及中国生物医学文献数据库（CBM）、中国知网（CNKI）、中文期刊数据库（维普）、万方期刊数据库、中华医典 5 个中文数据库。

A.1.2 检索类型

已有的指南或共识、系统评价或 Meta 分析、随机对照临床试验（RCT）、其他类型的临床研究如病例对照研究、队列研究、专家经验、个案报道。

A.1.3 检索策略

采用主题词联合自由词检索，中英文检索年限为建库至今。

中文检索词：脓毒症、脓毒血症、严重脓毒症、脓毒性休克、感染性休克、败血症、菌血症、全身炎症反应综合征、多器官功能障碍综合征、中医、中西医、证候、辨证论治、辨证施治、中药、草药、中成药、注射液、针刺、穴位、艾灸、理疗、推拿按摩。

英文检索词：sepsis、severe sepsis、septic shock、traditional Chinese medicine、traditional Chinese medicine and Western medicine、septic syndrome、syndrome differentiation、Chinese medicine/herb、Chinese patent medicine、acupuncture、acupuncture point、moxibustion、physical therapy、massage。

中华医典：发热、高热、厥脱、脏衰、神昏、谵语、喘证、喘脱、关格、肾衰、血证、便秘、泄泻、腹胀、腹痛、急黄、疮疡走黄。

手工检索：手工检索相关中医书籍，如《黄帝内经》《伤寒论》《金匮要略》《温病条辨》《备急千金要方》《千金翼方》《外台秘要》《临症指南医案》《名医类案》等。

A.1.4 文献纳入及排除标准

纳入标准：关于中医药治疗脓毒症的系统评价及 meta 分析；研究设计为随机对照试验（RCT）；研究对象为成年人（≥18 岁），不限定性别、地域、病情严重程度；治疗措施包括中草药复方及单方、中成药、中药提取物、药物贴敷、针灸按摩等，以及以上各种治疗方法的单用或联合应用；对照治疗措施包括：安慰剂对照及脓毒症的西医常规治疗措施（如液体复苏、血管活性药物、抗生素抗感染等）。

排除标准：半随机或者随机方法错误的临床试验；治疗方案中实验组与对照组有一种以上药物或干预措施完全不一致的文献；不以治疗时间为观察指标，或两组治疗时间不一致的研究文献；若作者及内容基本相同的论文同时出现在会议论文和期刊论文，则排除会议论文；若作者及内容基本相同的论文同时出现在两篇或两篇以上论文中，则排除发表时间偏后的文献；若两篇或两篇以上论文为同一作者撰写，受试人群基本特征相同，但研究的目的不同者，将其合并计为一篇文章而提取数据；涉嫌抄袭、剽窃、重复发表等学术不端行为的文献。

检索及筛选结果：CNKI 数据库检索出 3032 篇文献，CBM 数据库检索出 250 篇文献，维普数据库检索出 242 篇文献，万方数据库检索出 2840 篇文献，Cochrane Library、Clinical trial、Pubmed、Embase 4 个英文数据库共检索出 1950 篇文献，经过查重及剔除动物及与本主题不相关的文献共 8204 篇，最终根据纳入标准及排除标准筛选出 110 篇文献。

A.2 质量评价和证据强度

A.2.1 文献质量评价

由于脓毒症文献数量繁多，故本指南制定小组以纳入随机临床试验（RCT）文献及 Meta 分析等相对证据级别较高文献为主，应用改良 Jadad 量表（附录 B）评分作为文献指南评价的参考证据。尽管如此，但纳入文献依然较多，并有许多文献未列在参考文献中（如血必净等因证据太多，最终只挑选了最有代表性，证据级别相对最高的几篇文献举例分析），文献总体质量较差，绝大多数文献 Jadad 值仅为 1，少数为 2，极少等于或超过 3。其中中药复方干预文献的平均 Jadad 值最低，针灸干预类次之，而中成药干预类则最高。同时本指南旨在为临床工作者提供治疗决策，因此不局限于单篇文献方法学质量上，反而更注重临床实用性，更注重于关注如病死率、MODS 发生率、住院天数、脏腑功能恢复程度等重要指标上，并在定性的基础上进行定量评价，为医生诊治脓毒症临床决策过程提供重要循证依据。

A.2.2 证据评价分级

证据分级标准参考刘建平教授提出的传统医学证据体的构成及证据分级的建议，本指南结合临床实际做适当修订。

Ⅰa：由随机对照试验、队列研究、病例对照研究、病例系列这四种研究中至少两种不同类型的研究构成的证据体，且不同研究的效应一致；实施较好的 Meta 分析或系统评价。

Ⅰb：具有足够把握度（充足样本量）的单个随机对照试验。

Ⅱa：小样本的随机对照试验，非随机对照研究或队列研究（有对照的前瞻性研究）。

Ⅱb：病例对照研究。

Ⅲa：历史性对照的系列病例。

Ⅲb：自身前后对照的病例系列。

Ⅳ：长期在临床上广泛应用的病例报告和史料记载的疗法；专家共识意见。

Ⅴ：未经系统研究验证的专家观点和临床经验，以及没有长期在临床上广泛应用的病例报告和史料上记载的疗法。

每篇纳入文献的质量评价至少由两人进行，如果意见不一，则提请指南编写小组相关部分的负责人给予帮助解决或提交给第三方评议。如果有足够的证据表明某个诊疗措施有效或无效，本指南会做出"推荐"，给出"推荐强度""证据级别"。

A.3 推荐强度等级

采用 GRADE 工作组 2004 年发表的专家共识，形成以下推荐分级：

推荐使用：有充分的证据支持其疗效，应当使用（基于Ⅰ级证据）。

有选择性地推荐：有一定的证据支持，但不够充分，在一定条件下可以使用（基于Ⅱ、Ⅲ级证据）。

建议不要使用：大多数证据表明效果不良或弊大于利（基于Ⅱ、Ⅲ级证据）。

禁止使用：有充分的证据表明无效或明显弊大于利（基于Ⅰ级证据）。

A.4 指南工具的评价

AGREE 评测结果：对脓毒症中医临床实践指南的评估由 4 名评估人员独立进行，均是在认真学习 AGREE 评估系统的基础上，独立地对各个条目进行评分（表 A.1）。

表 A.1　六大领域标准化得分

范围与目的	1，2，3	90.25%
参与人员	4，5，6，7	87.50%
制定的严谨性	8，9，10，11	72.75%
清晰性和可读性	12，13，14，15，16，17，18	79.75%
应用性	19，20，21	70.25%
编辑独立	22，23	93.00%

A.5　评议与咨询过程

脓毒症的中医药防治指南在完成初稿后进行专家评审会。评审专家主要包括对治疗脓毒症擅长的中医临床专家、部分中西医结合和西医专家、中医文献学和标准化学者等。经专家充分讨论初稿的每个部分，指南编写小组对指南初稿进行进一步整理、编排和修改，形成第二次初稿后再送专家评审，汇总专家意见，增删修改，形成初订稿，并经指南委员会审核通过。

本指南在发表前进行为期一年的试行，工作组成员采用访谈形式对本指南的科学性、安全性和临床依从性等方面进行调查，调查对象涵盖三级甲等医院及基层医院的医务人员，并根据反馈建议对指南进行修订。

A.6　指南的局限性和修订安排

中医古籍中经典理论及方药和名老中医验方为广大中医从业者所接受并广为应用，但这些证据在临床医学证据分级体系中归属于个人经验，大多缺乏大规模 RCT 试验验证，证据级别较低。而本指南的制定过程中由于受人员、时间和资源等方面的限制，故以纳入证据级别相对较高的关于中医药干预治疗脓毒症的系统综述和 RCT 为主，因此古籍文献及名老中医经验未纳入本指南推荐的正文部分。

此外，需要指出的是，本指南并不是医疗行为的标准或者规范，而仅仅是对现有关于中医药治疗脓毒症的所有证据级别较高的临床证据的整合和声明性文件，旨在帮助临床医师针对特定的临床情况采取适当的医疗决策。随着临床研究的深入开展，新的证据及证据体不断产生，本指南提供的推荐建议亦会随之不断修正。采用指南推荐的方法并不能保证所有患者都能获得理想临床结局。同时就指南本身而言，也不一定包括所有有效的疗法，最终临床治疗措施的抉择还需要临床医药工作者根据临床的具体情况，并结合自身的经验及患者的意愿做出。

由于循证医学概念引入中医的时间较短，某些理论、观点如何与中医临床实践紧密结合尚存在一些争议，临床医生应逐步学习及接受循证医学理论，采用严格的试验设计来验证中医药干预的真实疗效，从而提升中医药治疗脓毒症的临床证据质量，也为中医药防治脓毒症的临床指南的进一步修订提供依据。根据目前情况，本指南的制定委员将会定期委托相关人员对指南进行评议，对出现的新证据进行收集、整理和分型，最后由指南制定委员会决定是否对指南予以修订。一般而言，在出现下列情况时，需要对指南进行修订或更新：产生新的有效干预方法；产生证明现有干预方法有利或有弊的证据时；产生新的重要或有意义的结论；产生新的治疗方法或方式。

附录 B

（资料性附录）

改良的 Jadad 评分量表

项目（item）	评分（score）	依据（reasons）
随机序列的产生（random squence production）		
恰当（adequate）	2	计算机产生的随机数字或类似方法
不清楚（unclear）	1	随机试验但未描述随机分配的方法
不恰当（inadequate）	0	采用交替分配的方法如单双号
分配隐藏（allocation concealment）		
恰当（adequate）	2	中心或药房控制分配方案，或用序列编号一致的容器、现场计算机控制、密封不透光的信封或其他使临床医生和受试者无法预知分配序列的方法
不清楚（unclear）	1	只表明使用随机数字表或其他随机分配方案
不恰当（inadequate）	0	交替分配、病例号、星期日数、开放式随机号码表、系列编码信封及任何不能防止分组的可预测性的措施
盲法（blind method）		
恰当（adequate）	2	采用了完全一致的安慰剂片或类似方法
不清楚（unclear）	1	试验陈述为盲法，但未描述方法
不恰当（inadequate）	0	未采用双盲或盲的方法不恰当，如片剂和注射剂比较
撤出或退出（withdrawal）		
描述了（description）	1	描述了撤出或退出的数目和理由
未描述（undescribed）	0	未描述撤出或退出的数目或理由

注： 改良后 Jadad 量表（1~3 分视为低质量，4~7 分视为高质量）

参 考 文 献

[1] Martin G S, Mannino D M, Eaton S, et al. The epidemiology of sepsis in the United States from 1979 through 2000 [J]. New England Journal of Medicine, 2003, 348 (16): 1546–1554.

[2] 王今达, 任新生, 张淑文, 等. 脓毒症的诊断标准及中西医结合治疗指南的研究（讨论稿）[C]. 四川成都, 2004 年全国危重病急救医学学术会议, 2004.

[3] 中华医学会急诊医学分会危重病专家委员会, 中国中西医结合学会急救医学专业委员会. 脓毒症的定义、诊断标准、中医证候诊断要点及说明（草案）[J]. 中华急诊医学杂志, 2007, 16 (8): 797–798.

[4] 中国中西医结合学会急救医学专业委员会, 编辑委员会中国中西医结合急救杂志. 脓毒症中西医结合诊治专家共识 [J]. 中华危重病急救医学, 2013, 25 (4): 194–197.

[5] 刘清泉, 张晓云, 孔立, 等. 高热（脓毒症）中医诊疗专家共识意见 [J]. 中国中医急症, 2014, 23 (11): 1961–1963.

[6] 任新生, 曹书华, 姚咏明, 等. 脓毒症的诊断标准及中医辨证分型草案 [C]. 海南海口, 2006 年全国危重病急救医学学术会议, 2006.

[7] 中华医学会重症医学分会. 中国严重脓毒症/脓毒性休克治疗指南（2014）[J]. 中华危重病急救医学, 2015, 27 (6): 401–426.

[8] Singer M, Deutschman C S, Seymour C W, et al. The Third International Consensus Definitions for Sepsis and Septic Shock (Sepsis-3) [J]. JAMA, 2016, 315 (8): 801–810.

[9] Dellinger R P, Levy M M, Rhodes A, et al. Surviving Sepsis Campaign: international guidelines for management of severe sepsis and septic shock, 2012 [J]. Intensive Care Med, 2013, 39 (2): 165–228.

[10] Rhodes A, Evans L E, Alhazzani W, et al. Surviving Sepsis Campaign: International Guidelines for Management of Sepsis and Septic Shock: 2016 [J]. Intensive Care Med, 2017, 43 (3): 304–377.

[11] 曹书华, 王今达, 李银平. 从"菌毒并治"到"四证四法"——关于中西医结合治疗多器官功能障碍综合征辨证思路的深入与完善 [J]. 中国危重病急救医学, 2005, 17 (11): 7–9.

[12] 孔立, 李文强, 何荣. 脓毒症中医证型分布规律研究 [J]. 中国中医急症, 2012, 21 (12): 1922–1923.

[13] 中华人民共和国国家卫生和计划生育委员会. 人感染 H7N9 禽流感诊疗方案（2013 年第 2 版）[J]. 中华危重症医学杂志（电子版）, 2013, 6 (3): 166–169.

[14] 中国中医药内科学会, 湖南中医学院中医诊断研究所. 中医临床诊疗术语·疾病部分 [S], 1997.

[15] 中国中医药内科学会, 湖南中医学院中医诊断研究所. 中医临床诊疗术语·证候部分 [S], 1997.

[16] 王今达, 李志军, 李银平. 从"三证三法"辨证论治脓毒症 [J]. 中国危重病急救医学, 2006, 18 (11): 643–644.

[17] 冷建春，王卫星，李巧林，等．清瘟败毒饮治疗脓毒症疗效观察及对细胞因子的影响［J］．中国中医药信息杂志，2009，16（6）：11－13.

[18] 冷建春，罗燕，郭小刚．清瘟败毒饮对脓毒症的疗效及对部分血清免疫学指标的影响［J］．中华中医药杂志，2012，27（3）：758－760.

[19] 钱风华，郭健，赵雷，等．清瘟败毒饮对脓毒症急性肾损伤患者 Cys-C、KIM-1 与 NGAL 表达的影响［J］．上海中医药杂志，2014，48（7）：44－46.

[20] 傅晓燕，王卫星，张焰理．清瘟败毒饮对脓毒症患者凝血功能的影响［J］．安徽中医学院学报，2009，28（4）：30－32.

[21] 刘平，葛迎春，马天舒．四逆汤类方药理研究进展［J］．辽宁中医杂志，2007，34（2）：248－251.

[22] 徐慕娟，黄若兰，常晓，等．四逆汤对脓毒症休克患者炎症因子的影响［J］．中医药通报，2013，12（2）：43－45.

[23] 黄若兰，张忠，徐慕娟，等．四逆汤对脓毒症患者下丘脑—垂体—肾上腺轴的影响［J］．中华危重病急救医学，2014，26（3）：184－187.

[24] 高洁，孔令博，刘斯，等．血必净注射液治疗脓毒症及多器官功能障碍综合征的前瞻性多中心临床研究［J］．中华危重病急救医学，2015，27（6）：465－470.

[25] 陈云霞，李春盛．血必净治疗脓毒症的随机对照多中心临床研究［J］．中华急诊医学杂志，2013，22（2）：130－135.

[26] Hou S，Feng X，Lin C，et al. Efficacy of Xuebijing for coagulopathy in patients with sepsis［J］. Saudi Med J，2015，36（2）：164－169.

[27] 姜丽萍，张丹，罗丽，等．乌司他丁联合血必净治疗脓毒症临床疗效的系统评价［J］．重庆医科大学学报，2015，40（10）：1290－1294.

[28] 廖培军，李忠勇，金仙珍．血必净联用乌司他丁治疗重症脓毒症有效性的系统评价［J］．中国实验方剂学杂志，2014，20（22）：232－237.

[29] 胡晶，符子艺，谢雁鸣，等．参附注射液治疗感染性休克的系统评价［J］．中国中药杂志，2013，38（18）：3209－3214.

[30] 张铄．参附注射液对脓毒症合并 MODS 患者的炎症反应的影响研究［D］，济南：山东中医药大学，2014.

[31] 何瑛，王俏莉，吴雪丹．早期大剂量应用参附注射液在治疗急性脓毒血症中的作用［J］．中国中医急症，2013，22（1）：99－100.

[32] 江荣林，雷澍，王灵聪，等．参附注射液对重度脓毒症患者组织氧代谢的影响［J］．中华中医药杂志，2009，24（7）：965－967.

[33] 邱泽亮，叶一萍，张宁，等．参附注射液治疗严重脓毒症临床疗效及对血清 IL-6、IL-10 水平的影响［J］．中国中西医结合杂志，2012，32（3）：348－351.

[34] Mou Z，Lv Z，Li Y，et al. Clinical Effect of Shenfu Injection in Patients with Septic Shock：A Meta-Analysis and Systematic Review［J］. Evid Based Complement Alternat Med，2015（863149）：1－10.

[35] 宋庆林．痰热清注射液治疗全身炎症反应综合征的临床效果探究［J］．中医临床研究，2013，5

(21)：17－18.

[36] 隋韶光．痰热清注射液治疗急诊全身炎症反应综合征56例效果观察 [J]．中国中医药咨讯，2011，3 (6)：162.

[37] 徐志威．痰热清注射液治疗全身炎症反应综合征43例疗效观察 [J]．中国现代药物应用，2010，4 (11)：116－117.

[38] 张浩晔，刘振国，龚健．痰热清注射液治疗重型乙型肝炎合并全身炎症反应综合征疗效观察 [J]．中国中医急症，2010，19 (2)：214－216.

[39] 明自强，俞林明，吕银祥，等．痰热清注射液治疗脓毒症抗炎作用临床观察 [J]．浙江中西医结合杂志，2006，16 (9)：533－534.

[40] 兰万成，李俊，何旭敏．醒脑静对23例脓毒症炎症因子干预作用及临床研究 [J]．陕西中医，2009，30 (3)：308－309.

[41] 王蕾，郭洪志，相守武，等．醒脑静对急性重症脑出血致全身炎症反应综合征的早期干预研究 [J]．中华老年多器官疾病杂志，2007，6 (6)：389－391.

[42] 杨嘉君，金春峰．醒脑静治疗急性脑梗死致全身炎症反应综合征30例 [J]．中国药业，2011，20 (24)：76－77.

[43] 刘海霞，刘冬发，王春明．醒脑静注射液对全身炎症反应综合征患者血清细胞因子的影响[J]．中国急救医学，2009，29 (5)：424－426.

[44] 林冰，蒋丽芳，郭应军．生脉注射液对感染性休克患者血流动力学影响 [J]．华夏医学，2014，22 (1)：35－37.

[45] 安曙光．生脉注射液对感染性休克患者血清NO和XOD水平的影响及多器官功能的保护机制探讨 [D]．长春：吉林大学，2004.

[46] 王俊娜．生脉注射液对感染性休克患者中心静脉血氧饱和度及乳酸影响的临床观察 [D]．广州：广州中医药大学，2009.

[47] 周玉红，张玉国，韩慧，等．生脉注射液联合去甲肾上腺素对感染性休克患者乳酸及免疫功能的影响分析 [J]．中华医院感染学杂志，2014，24 (14)：3537－3538，3541.

[48] 尹永杰，赵淑杰，王奭骧，等．生脉注射液治疗老年脓毒性休克的疗效分析 [J]．中国老年学杂志，2007，27 (18)：1788－1790.

[49] 黄道永，陈矛，林凯旋．生脉注射液治疗脓毒性休克的疗效观察与体会 [J]．吉林医学，2011，32 (17)：3436－3438.

[50] 姜巍，安志红，罗利，等．参麦注射液参与治疗全身炎症反应综合征1108例临床疗效观察 [J]．时珍国医国药，2006，17 (8)：1520－1521.

[51] 黄增峰，方春，黄学仄，等．参麦注射液对脓毒症患者血清炎症介质释放的影响 [J]．中华中医药学刊，2010，28 (12)：2601－2603.

[52] 申丽旻，杜全胜，赵鹤龄．参麦注射液对脓毒症患者免疫功能的影响 [J]．临床合理用药杂志，2014，7 (1)：67－68.

[53] 黄增峰，陈如康，黄学仄，等．参麦注射液对脓毒症患者器官功能保护作用的临床研究 [J]．中国中西医结合急救杂志，2010，17 (5)：282－284.

[54] 赵梦雅，李昂，张淑文，等．参麦注射液及乌司他丁对重症脓毒症患者微循环的影响 [J]．首

都医科大学学报，2012，33（3）：297－300.

[55] 张蓉，张朝晖，付德建，等. 参麦注射液在感染性休克治疗中的应用效果观察 [J]. 海南医学，2013，24（7）：957－959.

[56] 廖丹，钱彦方，金博，等. 参麦注射液辅助治疗感染性休克65例 [J]. 医药导报，2008，27（1）：59－60.

[57] 陈扬波，张庚，胡马洪，等. 黄芪注射液对脓毒症患者免疫功能的影响 [J]. 中国中医急症，2008，17（12）：1699－1701.

[58] 苏群，陈扬波，方强. 黄芪注射液对严重脓毒症患者的疗效观察 [J]. 中华急诊医学杂志，2009，18（10）：1052－1055.

[59] 任毅，吴胜喜，尹鑫，等. 黄芪注射液改善老年脓毒症患者免疫功能的临床研究 [J]. 中国中西医结合急救杂志，2014，21（5）：323－327.

[60] 薛其骏. 黄芪注射液治疗脓毒症合并心肌损伤28例 [J]. 中国药业，2012，21（12）：85.

[61] 黄美红，黄可可，林茂恩，等. 黄芪注射液治疗脓毒症心肌损伤疗效及护理观察 [J]. 新中医，2015，44（4）：301－302.

[62] 郭楠，刘清泉，江其敏，等. 血必净与生脉注射液对脓毒症凝血功能障碍影响的临床研究[J]. 北京中医药，2009，28（3）：182－185.

[63] 明自强，俞林明，吕银祥，等. 生脉注射液和复方丹参注射液治疗急性脓毒性心肌病疗效观察 [J]. 中国中西医结合急救杂志，2006，13（6）：364－366.

[64] 熊进文，黄海球，唐万兵，等. 丹参和生脉注射液对腹腔感染并SIRS患者血清MDA和SOD的影响 [J]. 中国普通外科杂志，2011，20（3）：265－268.

[65] Liang H, Qu J. Decreased incidence of SIRS and sepsis by acupuncture in severe multiple traumatic patients via facilitation of vagal activity [J]. 2012, 16（Suppl3）：38.

[66] 李莉，穆蕊，余剑波，等. 电针足三里穴和尺泽穴对脓毒症患者急性肺损伤的影响 [J]. 中华麻醉学杂志，2013，33（5）：626－629.

[67] 吴建浓，朱美飞，雷澍，等. 电针对脓毒症患者肠道通透性的影响 [J]. 中国针灸，2013，33（3）：203－206.

[68] 蔡莉娟，丁学军，刘文兵，等. 电针对脓毒症患者胃肠功能障碍的干预作用 [J]. 中国中医急症，2014，23（2）：268－270.

[69] 吴建浓，伍万，朱美飞，等. 电针治疗对脓毒症患者的免疫功能的影响 [J]. 浙江中医药大学学报，2013，37（6）：768－770.

[70] 杨广，胡瑞英，陈明，等. 电针足三里、关元穴对脓毒症患者炎症反应的影响 [J]. 广州中医药大学学报，2015，32（3）：430－433.

[71] 苏玉杰，叶勇，李云华，等. 如意散贴敷神阙穴治疗脓毒症胃肠功能障碍疗效观察 [J]. 现代中西医结合杂志，2013，22（16）：1736－1737.

[72] 张晓璇，邱华云，王芳芳. 酒调吴茱萸和丁香敷脐治疗脓毒症胃肠功能障碍疗效观察 [J]. 中国中医急症，2011，20（11）：1746－1760.

[73] 刘英志，邝炜坚，罗志东，等. 黄芪巴布剂贴脐治疗脓毒症急性肾损伤患者对肾功能的影响 [J]. 辽宁医学杂志，2015，29（3）：174－175.

[74] 刘佳丽，常毓颖．大承气汤治疗严重脓毒症有效性的临床观察 [J]．中医药信息，2015，32（1）：99－100．

[75] 严晶晶．大承气汤保留灌肠对脓毒症患者血清免疫学指标的影响 [J]．中西医结合研究，2013，5（3）：113－115．

[76] 姚坤．大承气汤灌肠疗法对脓毒症肠功能障碍患者的临床疗效 [D]．山东中医药大学，2012．

[77] 余丹凤，汪亚群，郑保健，等．大承气汤对严重脓毒症患者肺部感染的影响 [J]．山东中医杂志，2011，30（5）：301－303．

[78] 王桐，王东强，李志军．大承气汤灌肠治疗脓毒症合并肠麻痹的临床疗效观察 [J]．四川中医，2015，33（2）：114－115．

[79] 吴建浓，朱美飞，雷澍，等．大承气汤对脓毒症患者凝血功能的影响 [J]．浙江中医药大学学报，2008，32（3）：368－369．

[80] 余丹凤，胡马洪，金东，等．大承气汤治疗机械通气严重脓毒症患者38例疗效观察 [J]．中国中西医结合急救杂志，2010，17（4）：199－201．

[81] 李兰，陈立，黄瑞峰，等．直肠滴入通腑理肺汤对严重脓毒症/多器官功能障碍综合征患者胃肠功能调节作用的临床研究 [J]．中国中西医结合急救杂志，2012，19（4）：209－212．

[82] 于晶，谢晓华，张子敬．通腑泻热方对外科脓毒症患者降钙素原和免疫功能影响 [J]．辽宁中医药大学学报，2013，15（12）：108－111．

[83] 姚睿智，谢晓华，陈铭．通腑泻热灌肠剂对急腹症脓毒症术后血清C-反应蛋白的影响 [J]．广州中医药大学学报，2002，19（2）：96－98．

[84] 陈铭，谢晓华．通腑泻热灌肠合剂对急性阑尾炎脓毒症患者IL-2影响的临床观察 [J]．新中医，2001，33（7）：23－24．

[85] 谢晓华，程宇星，周文高．通腑泻热方治疗腹部外科疾病并发全身炎症反应综合征的临床观察 [J]．中国中西医结合杂志，2006，26（7）：594－596．

[86] 鲁召欣，宋永欣，闫志兴，等．益气通腑逐瘀方灌肠疗法对脓毒症患者血清细胞因子的影响 [J]．中国中医急症，2015，24（2）：247－248．

[87] 宋永欣，鲁召欣，李鹏，等．益气通腑逐瘀方灌肠疗法对脓毒症患者血液流变性的影响 [J]．中国中医急症，2015，24（3）：431 432．

[88] 鲁召欣，高翠翠，张明，等．益气通腑逐瘀方灌肠疗法对脓毒症患者肠道黏膜屏障功能的影响 [J]．世界华人消化杂志，2009，27（24）：2530－2533．

[89] 鲁召欣，宋永欣，安朋朋，等．益气通腑逐瘀方灌肠疗法治疗脓毒症临床观察 [J]．中国中医急症，2012，21（5）：703－704．

[90] 吕波，陈立，李兰，等．通腑理肺汤结肠透析对肺炎合并脓毒症患者血乳酸水平的影响 [J]．中国中医急症，2013，22（11）：1881－1883．

[91] 钱义明，朱亮，高斌，等．升降散对全身炎症反应综合征患者血清IL-2、IL-4、IL-6干预的影响 [J]．中外医疗，2008，11（10）：34－35．

[92] 夏一春，郭健，周雄根，等．升降散对脓毒症患者肾功能的影响 [J]．中国中医急症，2013，22（2）：214－215．

[93] 周雄根，朱亮，钱风华，等．升降散对脓毒症瘀毒内阻证患者心肌肌钙蛋白I及一氧化氮的影

响 [J]. 中国临床医学, 2011, 18 (3): 287 – 289.

[94] 钱风华, 朱亮, 顼志兵, 等. 升降散治疗脓毒症性脑病临床疗效观察 [J]. 上海中医药杂志, 2010, 44 (6): 48 – 50.

[95] 高斌, 李仁柱, 朱亮, 等. 升降散对初期脓毒症患者中医症候的干预研究 [J]. 辽宁中医药大学学报, 2009, 11 (12): 100 – 102.

[96] 张怡, 张晓云, 褚铮. 白虎加人参汤治疗脓毒症的临床观察 [J]. 中国中医急症, 2014, 23 (9): 1724 – 1726.

[97] 张亚静. 清营汤治疗全身炎性反应综合征患者 32 例疗效观察 [J]. 中医临床研究, 2013, 5 (12): 9 – 10.

[98] 王晶, 蔡小丽. 清气凉营汤治疗严重脓毒症 30 例临床观察 [J]. 中医药导报, 2013, 19 (6): 16 – 18.

[99] 奚小土, 钟世杰, 黄宏强, 等. 清气凉营汤治疗脓毒症 30 例 APACHE Ⅲ 评分的临床观察 [J]. 新中医, 2009, 41 (8): 61 – 62.

[100] 牛颖, 章学林, 方邦江, 等. 锦红汤对急性胆源性感染全身性炎症反应综合征的调节作用 [J]. 中国中西医结合杂志, 2004, 24 (8): 707 – 709.

[101] 许文捷, 朱培庭, 高炬, 等. 早期肠内营养联合锦红汤对重症急性胰腺炎患者血浆中炎性介质的影响 [J]. 中国中西医结合外科杂志, 2014, 20 (4): 346 – 349.

[102] 朱玲, 赵平, 李萍, 等. 加味锦红汤联合西医常规疗法治疗脓毒症临床研究 [J]. 上海中医药杂志, 2014, 48 (10): 57 – 59.

[103] 周刚, 张朝晖, 瞿星光, 等. 衡炎方对脓毒症患者炎症反应及凝血功能的影响 [J]. 中国中医急症, 2012, 21 (1): 17 – 18.

[104] 瞿星光, 张朝晖, 周刚, 等. "衡炎方" 对创伤脓毒症患者炎症反应及凝血功能的影响 [J]. 江苏中医药, 2011, 43 (9): 32 – 34.

[105] 周刚, 张朝晖, 龚勋, 等. 衡炎方对脓毒症患者肠屏障保护作用的观察 [J]. 中国中医急症, 2011, 20 (3): 360 – 361.

[106] 张朝晖, 周刚, 龚勋, 等. 衡炎方对严重脓毒症免疫调控的前瞻性研究 [J]. 中国危重病急救医学, 2011, 23 (2): 77 – 80.

[107] 陈浩, 田雨, 陈宝瑾, 等. 祛瘀解毒益气方治疗严重脓毒症多中心随机对照临床研究 [J]. 上海中医药大学学报, 2013, 27 (1): 37 – 39.

[108] 陈浩, 田雨, 方邦江, 等. 祛瘀解毒益气方对脓毒症患者炎症细胞因子的影响 [J]. 上海中医药杂志, 2011, 45 (5): 60 – 62.

[109] 陈浩, 王佑华, 邹长鹏, 等. 祛瘀解毒益气方治疗重症脓毒症的临床研究 [J]. 上海中医药大学学报, 2008, 22 (2): 30 – 31.

[110] 陈浩, 张少言, 田雨, 等. 祛瘀解毒益气方对脓毒症患者胃肠功能障碍的影响 [J]. 上海中医药杂志, 2013, 47 (6): 50 – 51.